古中医悟

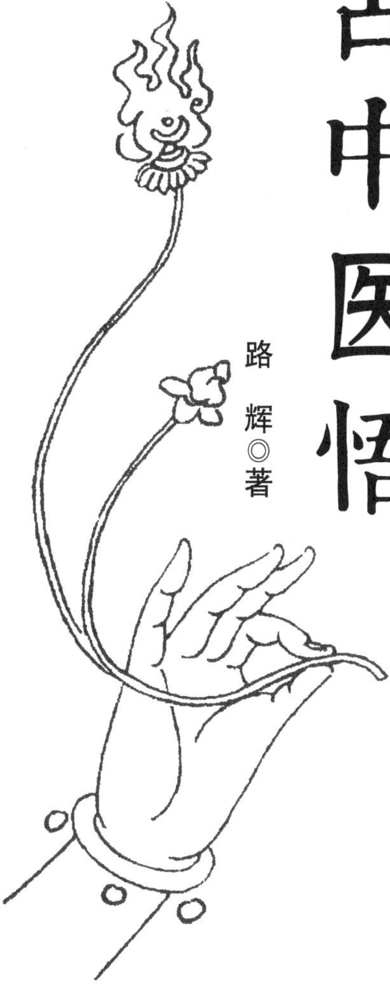

路 辉◎著

U0335125

中国中医药出版社

· 北 京 ·

图书在版编目（CIP）数据

古中医悟 / 路辉著 . —北京：中国中医药出版社，
2016.7（2018.6重印）

ISBN 978-7-5132-3312-5

Ⅰ . ①古… Ⅱ . ①路… Ⅲ . ①中医学—文集
Ⅳ . ① R2-53

中国版本图书馆 CIP 数据核字（2016）第 092492 号

中 国 中 医 药 出 版 社 出 版

北京市朝阳区北三环东路 28 号易亨大厦 16 层

邮政编码　100013

传真　010 64405750

赵县文教彩印厂印刷

各地新华书店经销

*

开本 710×1000　1/16　印张 14　字数 251 千字

2016 年 7 月第 1 版　2018 年 6 月第 4 次印刷

书号　ISBN 978-7-5132-3312-5

*

定价　39.00 元

网址　www.cptcm.com

如有印装质量问题请与本社出版部调换(010–64405510)

版权专有　侵权必究

社长热线　010 64405720

购书热线　010 64065415　010 64065413

微信服务号　zgzyycbs

书店网址　csln.net/qksd/

官方微博　http：//e.weibo.com/cptcm

淘宝天猫网址　http://zgzyycbs.tmall.com

内容提要

中医的根子是《黄帝内经》,《黄帝内经》的根子是阴阳五行,阴阳五行的根子是古天文历法,古天文历法的根子是天人之学,天人之学的根子是《无极之镜》,《无极之镜》的根子是生命、宇宙和时空。本书就是作者在写作《无极之镜》过程中的随笔,以及在某中医论坛与网友交流过程中的一些感想。其中并没有《无极之镜》中的古中医、古天文考证与逻辑推理,但是却传递了一种定量中医、干支中医、甲子中医、中医天文学的理念与思维。尤其是其中的"古中医基础理论测试题",更是从古天文学角度提示了中医基础理论的科学、客观来源。《古中医悟》虽然是《无极之镜》的写作随笔,但是本书与《无极之镜》实际上开创了一门中医新学科——古中医天文学。这在整个中医史上应该是一个里程碑式事件,因为中医从此由混沌、经验、定性医学走向清晰、科学、定量医学,这个意义在逻辑层面非同凡响。

悟

国学之精，中医之名，干支之用，阴阳五行之流行，五运六气之变化，七曜九星之周易，藏象经络之升降出入，纪元会运世年月日时之参同契（全息）也。

阴阳之渊，日月之象；五行之薮，五星之量。天元一气周旋，丝丝入扣；地理万物衍化，升降不息；丹田氤氲人气，五虫呼吸。太古神授，天地之医，法河洛，式太极，衍阴阳，循运气，外依地心之理，内算宇宙之力，神定人间之医。

上古圣人遗书《太始天元册》《易经》《明堂经》《上经》《下经》《汤液经法》《神农本草经》《桐君采药录》《黄帝内经》《黄帝外经》《扁鹊内经》《扁鹊外经》《白氏内经》《白氏外经》《白氏外经旁篇》诸篇，德被后世无穷。然紫白飞星，顺逆天理，三元九宫，因果轮转，二黑五黄，三碧七绿，福祸无常，入中古而近古，道德式微，拜物流行。灭神者，佞因果者，谤德者，恶善因者，乱庙堂者，无算也。是故邪气流行，万病轮替，皆天象使然。汉唐之际，遂出《伤寒杂病论》《诸病源候论》以救世，其后医家者，理无出其右，术不及一二，执一方一技而自诩得天下之医者，害人无数也。诸下医无视《黄帝内经》《黄帝外经》（如此类）医道、医法之规矩权衡，唯医术马首是瞻，美其名曰大师者，皆名利之徒，谋生之辈也。数典忘祖者，欺世盗名者，其恶如此矣。

近甲子之年，国学之医竟沦为"医兽之医（兽医）"，杀尽无数鼠辈，方得医人之执照，人同鼠辈尔！国医不医，皆为西医，其药造恶无数，其术杀人皆是，其理皆为不明，其利搜刮膏脂，皆人肉生意之徒！

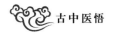

　　吾悲当今之国医不医，国学不学，韦编三绝，深究上古医经天文，亲历人身针药数术，品五教，悟三才，仅得一家之言，录于此处。此古中医非古中医之古中医，乃明月派之古中医，阅者有所得，为国学之功，有所恶，为明月之罪。尽数如此。

　　　　　　　　　　　　　　　　　　如意明月　路辉
　　　　　　　　　　　　　　辛卯年庚寅月乙巳日丙戌时于黄金屋

《黄帝外经》仿序

孔安国序《尚书》曰：伏羲、神农、黄帝之书，谓之三坟，言大道也。《汉书·艺文志》有医经七家、经方十一家的记载。医经七家中有：黄帝内经十八卷、外经三十七卷、旁篇二十五卷。然而其文简，其意博，其理奥，其趣深，天地之象虽分，世人微视，阴阳之候固列，后学悯然；变化之由表，死生之兆彰，下工大笑之。然余刻意研精，探微索隐，或识契真要，则目牛无全，故动则有成，犹鬼神幽赞，而得斯妙道者也。咸日新其用，大济蒸人，华叶递荣，声实相副，盖教之著矣，亦天之假也。

虽冰传真经，定龟镜，但世本更纰缪，篇目或重叠，前后或不伦，文义更悬隔，施行更不易，披会愈难，岁月沉淹，袭以成时弊。或一篇重出，而别立二名；或两论并吞，而都为一目；或问答未已，别树篇题；或脱简不书，而云世阙。乃历十二日，方臻理要，询谋得失，深遂夙心。授得《天元经》秘本，文字昭晰，义理环周，一以参详，群疑冰释。恐散于末学，绝彼师资，因而撰注，用传不朽。兼世本之卷，合明月版《黄帝内经》一百零八篇，明月版《黄帝外经》八十一篇，明月版《黄帝旁篇》二十四篇，冀乎究尾明首，寻注会经，开发童蒙，宣扬至理而已。其明月版《黄帝外经》之诸如天数有余不及、刚柔失守、司天之高下等玄机，谨遵原始，未敢贸然纰漏，然辞理秘密，难粗论述者，别撰《无极之镜》《天地之机》《不朽之身》《伤寒之秘》《众妙之门》，以陈其天地阴阳、升降轮回之道，以明日月五纬七曜九星内算之数理，以还太乙、九旗、运气之渊薮，以通五教之根蒂。凡所述玄言，如九星悬琅之月建，如房昴虚张之经纬，深泉净滢，鳞介咸分，黔首无夭枉之期，列国有延龄之望，俾工徒勿误，学者惟明，至道流行，徽音累属，千载之后，方知医经之慈惠无穷。

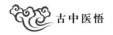

　　然叹当今中医教育、研究之辕辙流弊，慨千古岐黄、卢扁之术失于密，内外经不分，虽吾心自愎，阳货常比于仲尼，但顺理成章，偷光不求诸銮壁，遂公之于众。自序亦属自嘲，雪泥爪印，亦吾平生之片羽云尔！

如意明月　路辉

戊子年丙辰月癸巳日癸亥时于黄金屋

目录

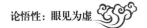

论悟性：眼见为虚

如是我闻。

常言说"眼见为实"，从低层次时空看，这确实没有错。但一个人的境界与世界要想升华，"眼见为虚"才是真功夫。

"眼见为虚"不是骗人的谎言，而是颠扑不破的真理，是孔子、释迦、老子、耶稣一再劝诫世人务必要掌握的真识。

孔子教导说："巧言令色，鲜矣仁。"

释迦教导说："色即是空，空即是色。"

老子教导说："信言不美，美言不信；知者不博，博者不知。"

耶稣教导说："我所讲的道，是人们眼睛所不能看见，耳朵所不能听见的。"

"眼见为虚"在中国的历史上经常被注解。比如刘备去请诸葛亮出山，诸葛亮故意不见刘备，刘备不得不"三顾茅庐"，张飞因为"眼见为实"，以为诸葛亮架子大，不给自己的大哥面子，居然想一把火烧了人家的房子。最经典的"眼见为虚"非周文王莫属。周文王看见姜子牙钓鱼，既不把鱼钩沉入水下，也不把鱼钩弄弯，而是把一根针悬在半空来钓鱼。周文王就问子牙："这怎么能钓到鱼呢？"姜子牙说："愿者上钩。"周文王闻言，即刻拜姜子牙为相。可姜子牙还不买账，非要周文王亲自给自己驾车不可。在常人眼里，这姜子牙不是傻子就是疯子，成心找死。可是，周文王何许人也？《易经》的作者，"眼见为虚"的鼻祖之一。他听闻此言，不但没有怒气，反而更加钦佩姜子牙的才华，负车808步。此典故遂成千古佳话，也体现了"眼

1

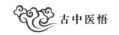

见为虚"的最高境界。

"眼见为虚",也是东西方哲学家研究的核心课题。

我们知道,哲学家研究的核心问题是"世界是什么"或者"世界的本质是什么","人是什么"或者"人的本质是什么",诸如此类的问题。这些问题对于抱着"眼见为实"观点的人来说,简直是大笑话。世界不就是太阳、月亮、大地、河流吗?人不就是能吃能睡的动物吗?这些司空见惯的常理,还用问吗?

但是,对于抱有"眼见为虚"的哲学家、宗教学者来说,问题可没有这么容易回答。他们有些人终其一生都在思索,甚至放弃了荣华富贵,如释迦;甚至放弃了生命,如耶稣;或者隐居山野穷思竭虑,如老子;或者到处游说如丧家犬,如孔子。

对于"眼见为虚",中国人有着超乎所有民族的洞察力。早在2500年前,姜子牙的徒孙——军事家孙武(姜子牙封地为齐国,孙武为齐国人)就以"眼见为虚"为理论依据,提出了"兵者,诡道也,能而示之不能,用而视之不用"的观点,成就了驰名中外的《孙子兵法》,至今位列世界十大军事名著之首。中国还有个《三十六计》,则把"眼见为虚"演绎成36种可以应用于实际工作和生活的计谋,流传了2000多年。

这"眼见为虚"是什么真功夫,其实就是悟性!

悟,是人对宇宙天体运行规律的感知与体悟。这种感知在人心中清净之后,才能获得。如果你的心不清净,心中就没有容真知的地方。而人一旦得到这种真知,生命就会获得巨大的潜能。

空,是悟的最高层次。《西游记》里唐僧有三个徒弟:猪悟能、沙悟净、孙悟空。悟能,是人着眼于可视之物,而悟于表象;悟净,则不为事物所迷、所动,但尚寻不到事物的根源;悟空,则悟出事物的本源,所以一眼可看清妖怪。猪为亥水,好色多能,北黑是应;心猿悟空,十万八千里一蹦,行者懒能,但得约束以箍。西方肺净一担挑,任劳任怨功劳高,辅之心肾去行事，试想，一旦呼吸停了那可不得了。东土唐朝和尚，白龙神马驮行，五行参悟一团队，有景有验成功。

老子根据悟的不同程度，把人分成三个层次，他说："上士闻道勤而行之，中士闻道若存若亡，下士闻道大笑之，不笑不足以为道。"悟性高的人发现道的踪迹紧随不舍，因而他终生无险，病不入身；中层次悟性的人略知"道"的伟大，但认识不清，所以觉得道似真似幻，若有若无，因而在处事方面患得患失，难有大的作为；缺少悟性的人，见识浅薄，根本不晓得"道"为何物，甚至连听见合乎于道的话都会哈哈大笑，以为荒诞不经。此种人的嘲笑，正说明道的高深，这些人如果不耻笑道，道也就不成为道了。道是宇宙运行规律，只能为少数觉悟之人所认识。

人不分贵贱，但悟性却有上下之分。无论是中国人还是外国人，无论是古人还是现代人，谁具有悟性，谁才能将自己置于时空中的相对最佳位置。一些人最相信自己所看到的物质世界，声称"眼见为实"。实际上，这恰恰是一些人的悲剧所在。因为人的眼睛所能看到的东西非常有限，它局限了人的思维，并最终将人置于无法解脱的境地。智者仁人则用心灵去感知世界，因为这种感知的力量是无限的。正如释迦在2500年前感知到宇宙无限大，同时又无限小一样。

悟如此重要，悟在哪里？悟在脚下，悟在不言中。悟不能赠予，不能继承，只能用心去体会，去探寻。有个哲学故事说，天帝对一人讲："在你危难时，我可以救你三次。"事后这个人果然遇到了危难，他被困在洪水之中。突然，一条渡船经过，船上的人说："上来吧！"他说："天帝会管我的。"过了一段时间，漂来一段圆木，上面有人喊："上来吧！"他说："天帝会管我的。"又过了好长时间，一只大木盆远远漂来，他想去抓，转念想："天帝会管我的。"最后，他终于支撑不住落水淹死了。他的灵魂去找天帝，问："你为什么说话不算数？"天帝讲："我讲话是算数的，已救你三次，可惜你缺乏悟性，在劫难逃。"

"悟"是深不可测的，但又简单得不能再简单了。人要得到悟性，必须抛弃狂妄的自以为是。一旦进入空的境界，悟也就在其中了。

学习中医也是如此，医道不只是靠学习，更需要悟性。靠一些雕虫小技

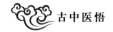

以炫耀、吸引患者或学徒的做法，对于中医的发展无益。这样的中医也只能是中医江湖的一个流派，但毕竟这也是纯粹中医，比那些披着中医外衣，实为西医的狼，挂羊头卖狗肉之辈要强的多了。

其实对于人来说，空已经算是高境界了，殊不知，山外有山，人外有人，天外有天，突破了空的境界，还有更辉煌的境界，那些境界又是"有"的更高境界，即仙、佛、道的世界，或称为法界，或经书中所说的几层天几层天的，那就是更大、更高、更美好的世界，所以，"空"算什么，什么也不是！只是看穿红尘，出六道的一扇门而已，新的世界又有新的法则、新的道、新的理、新的生命形式与状态了，那是修炼的道、理、术，是另外的生命体系与时空了，古中医又算得了什么呢？也是小儿科，小能小术而已！

古中医内视天人

　　古中国的先祖视人身为天地造化之精华，随天地而动而静，而生而灭，故似珍惜天地般珍惜自己的身体，古中国是非常善于随天地而养生的民族。"养生"一词最早出现在《庄子·内篇》中。所谓养，是指滋养、培养、保养、养育、修养；所谓生，是指生命。养生就是通过身心养护，以获得更加旺盛的生命力。

　　古中国人所讲的养生，主要是指"内养"，要从改善身体的内环境入手，通过内视入静、呼吸调节、意念冥想、肢体导引、欲望管理等一系列的手段，来达到身体生命力的提高。

　　古中国人向来认为"天地"是个大宇宙，人身是个小"宇宙"，所以不提倡人们总是把目光盯在外部世界上，而是应该以天地万物的变化轨迹来作为调节身心的依据，以此达到天人合一的美妙境界。因此，古中国的儒、释、道、医、武等各宗各派无不把"内视"作为天人合一养生的关键途径。

　　古人内视的习惯源于对自身体内资源的珍惜，养生者"内视"的对象包括：丹田、气血、经络、穴位、脏腑等。

　　孔子曰："君子有三戒：少之时，血气未定，戒之在色；及其壮也，血气方刚，戒之在斗；及其老也，血气即衰，戒之在得。"这说明孔子非常重视人身内气血资源的健康状况，他认为，性欲、物欲、利欲等，都会影响到身体内部的平衡，所以一定要很好地进行约束。

　　孟子曰："夫志，气之帅也；气，体之充也……持其志，无暴其气……吾善养吾浩然之正气……其为气也，至大至刚，以直养而无害，则塞于天地之间。其为气也，配义与道；无是，馁也。"在孟子看来：一方面，毅力、志向是人身之气的统帅，有志向的人完全可以驾驭自己的气血运行；另一方

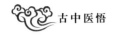
面，为了实现人生志向，人就不应该轻易浪费气血资源。总之他认为，追求道德真理的人，是内心纯正的人，所以胸中总有浩然之正气。不讲道德的人，是欲念杂乱的人，也是体内气机逆乱的人。

中国古代著名文学家苏轼，在《上张安道养生诀》中描述自己常用的养生方法：每夜于子午后，披衣起，面东若南盘足，口齿三十六通，握固，闭息，内视五脏：肺白、肝青、脾黄、心赤、肾黑。次想心为炎火，光明洞澈，下入丹田中，待腹满气极，即徐出气，出入均调，即以舌接唇齿内外。苏轼这种内视方法可能是与传统的阴阳五行观念有关，能够想象人身的五脏具有五种颜色，说明人进入了入静的状态，外部世界已经无法吸引人的思维意识了。

内视在养生中往往可以起到抵御外界诱惑、降低身体损耗的作用。所以老子认为："五色令人目盲，五音令人耳聋，五味令人口爽，驰骋畋猎，令人心发狂，难得之货，令人行妨。"人们应该"致虚极，守静笃"，"塞其兑，闭其户"，"见素抱朴，少私寡欲，绝学无忧"。庄子则认为："无视无听，抱神以静，形将自正。必清必静，无劳汝形，无摇汝精，乃可以长生。"

《易经·艮卦》曰："艮其背，不获其身，行其庭，不见其人。无咎。"意思是，集中注视背部命门，就能得到身心缥缈的美妙感觉，即使有人走进院子里，也会对他视而不见。这样做，对身体有益无害。据历史学家考证，中国明朝的大学问家林兆恩，曾经发明了"艮背功"养生法，教人学习后，治好了很多患病的老百姓。

一丝天心是纯真，
半点红尘入六轮，
微尘皆有真慧根，
无奈参透有几人？

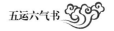

五运六气书

1. 上古《太始天元册元诰》

2. 上古《太始天元册文》

3. 启玄子的《昭明隐旨》

4. 启玄子的《黄帝外经》（即《黄帝内经》运气九篇）

5. 蓝阙名的《素问入式铃》

6. 赵从古的《六甲天元运气铃》

7. 亡名氏的《五运六气玉锁子》

8. 马昌运的《黄帝素问入试秘宝》

9. 陈蓬的《天元秘演》

10. 熊宗立的《伤寒运气全书》

11. 马印麟的《瘟疫发源》

12. 程德斋、张南阳的《伤寒铃法》

13. 成无己的《注解伤寒论》

14. 曹洪欣的《温病大成（全六册）》

15. 亡名氏的《运气图解》

16. 汪机的《运气易览》

17. 楼英的《运气类注》

18. 张三锡的《运气略》

19. 吕复的《运气图说》

20. 亡名氏的《运气精华》

21. 王三杰的《运气指明》

22. 亡名氏的《运气总论》

23. 亡名氏的《运化玄枢》

24. 吕夔的《运气发挥》

25. 邵弁的《运气占候补汇》

26. 董说的《运气定论》

27. 石震的《运气化机》

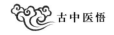
28. 钱宝的《运气说》

29. 李中梓的《运气考》

30. 叶玠的《五运指掌赋图》

31. 邓焱的《运气新书》

32. 曹大本的《运气考定》

33. 张介宾的《类经》

34. 张志聪的《本草崇原》

35. 王氏的《泰定养生主论》

36. 桂林古本《伤寒杂病论》

37. 《素问运气图括定局立成》

最基本的《黄帝外经》，即《黄帝内经》之运气九篇，中医学者一定要明白，这是基础，有了自己的理论体系，再看其他，就能够提纲挈领、纲举目张了。首先，看《伤寒论》必须看桂林古本《伤寒杂病论》。

历代注解《伤寒杂病论》的作者中，只有金·成无己的《注解伤寒论》切中肯綮。开篇即是运气六十年、月、日的秘图。运气主客、司天、在泉、胜复郁发、未至先至、太过不及等，各有病症对应，而现代版本竟然删掉了这些图谱。

我的玄学体系

古中医体系只是人类古文明的一小部分，就这一小部分，也让国人如坠梦中，其实我认为古中医就是玄学，玄学就是国学、子学，为了向大家表明我的学术立场，特制作图示如下。

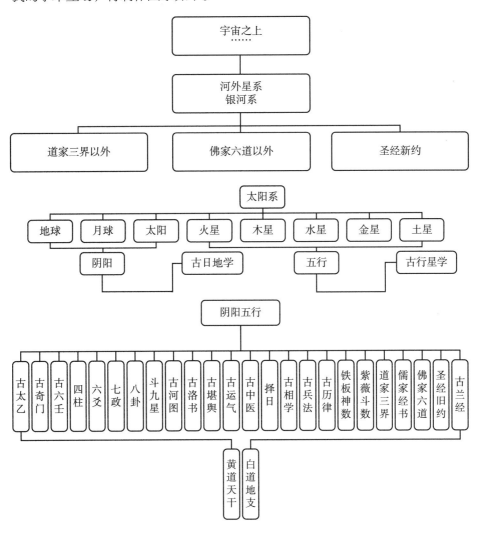

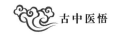

　　有许多人认为，中医是一门经验医学，如果与天干地支等术数联系上，恐被"玄学"化，殊不知，玄学不玄，其实就是干支学，中医与天干地支的关系极其密切，《黄帝内经》中的"阴阳应象大论""脏气法时论""六节藏象论""四气调神大论""金匮真言论""灵兰秘典论""阴阳系日月""顺气一日分为四时""九宫八风""五十营"等篇章，《黄帝外经》的"天元纪大论""五运行大论""六微旨大论""气交变大论""五常政大论""六元正纪大论""至真要大论""刺法论""本病论"等，以及子午流注开穴法、灵龟八法、飞腾八法等，都是运用天干地支计算中医的法则，这就是古中医的规范，那些别有用心的伪中医们对此视而不见、听而不闻，一味否定，值得深思。

　　其实玄学又算是什么呢？不过九大行星围绕一个太阳旋转而已，地球在其中也不过一颗小星球而已，可是地球又是宇宙中一颗特殊的空间，其中的关系大有奥妙，怎能凭一两句话就说得清呢！古中医是这个天人绝学的最好体系，既可济世救人，又可修炼自身，又能为世人所接受，不至于"玄之又玄"，古中医，国学之渊薮，术数之圭臬，法术之大成……

　　这只是关于这个玄学体系的定性说明与论述，但是这个体系只代表我本人的玄学学术体系，不代表真正的玄学学术渊薮。

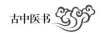

古中医书

全书七卷,卷一《无极之镜》已出版。

卷一:《无极之镜》——古中医之阴阳五行天文考证
揭示阴阳与日月、五行与五星之间的内在天文关系,揭示天干与地支的天文机制,揭示阴阳五行的物质基础与力学规律,阴阳五行干支及一切法术的古日地学、古行星学物理机制等。

卷二:《天地之机》——古中医之五运六气天文考证
揭示五运六气的起源,披露运气内算数术,揭示五运六气运行的内在天文机制,揭示疫疠、温病、伤寒的内在发病机制与规律,揭示疫病的运气病毒结构,以及古运气相对论的古日地学、古行星学物理机制等。

卷三:《不朽之神》——古中医之藏象经络天文考证
揭示藏象经络的天文机制,揭示藏象经络运行的天文规律,揭示古中医人身科学的结构与全息机制,以及古中医人身藏象经络的进化论机制等。

卷四:《升降之轮》——古中医之辨机论治天文考证
揭示古中医病机的基本规律,揭示古中医药物配伍的基本规律,揭示古中医治病的基本治则及基本方剂,以及古中医辨机论治的古运气机制,如外感、杂病、瘟疫等。

卷五:《众妙之门》——上古人类文明与宗教根底
揭示五大宗教从天上到地上的根脉及彼此关系,以及五大宗教的天体世界及根蒂本义,扫去障碍,还修炼真面目。

卷六:《天医之门》——古中医史
从中医源头上,按照历史发生学逻辑,厘清中医体系的起源、流行与泛

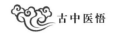

滥及其衰落的全过程。此部分内容不是简单的中医流水账,而是具有鲜明学术观点的中医史。

卷七:《中医乱》

全面分析和评价现代中医研究的利弊,对于现代中医提出的各种中医观点,逐一进行客观评价,并给出中肯的定性与对策。

我的古中医体系

千言万语，不如一图以括之：

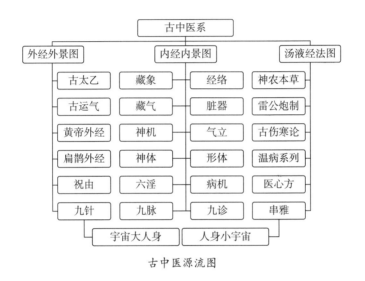

古中医源流图

阴阳有三种情况，有一分法、二分法、三分法，正所谓：一阴一阳之谓天道，其实二阴二阳即是地道，三阴三阳即是人道。

阴阳乃古日地学，即日与地月系的旋转关系而已，阴阳相推，自然轨道轨迹成型，阴阳立象，即一阴一阳之谓天道。

以地球为参照系中心，由于黄赤交角 23 度 5 分的存在（这个交角正是由于月球的存在而形成，否则就没有阴阳二分法），地球产生春、夏、秋、冬四象。阴阳二分法，即二阴二阳之谓地道。

三阴三阳之谓人道，其实阴阳的一分法、二分法、三分法，就是阴阳的

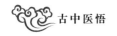

天、地、人层次的具体定量计算而已，所以产生了无数阴阳的全息定量。

按照《道德经》的正宗说法：一生二，二生三，三生万物，万物负阴抱阳，冲气以为和，而此图在根子说，就是三生万物之阴阳图而已。

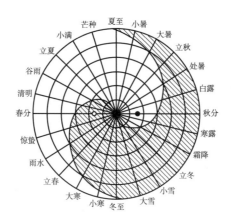

古人说阴阳两仪图是古太极图，此言谬矣，最古之太极图，其实正是这个三生万物之太极图，何出此言？如果各位懂得七衡六间图，懂得《周髀算经》的经文关于盖天论、宇宙论的经义，就会画出一个原始太极图，而这个原始太极图是日地旋转、阴阳相推而出，里圈是北回归线，外圈是南回归线，那个中间的曲线与圆相切而成的交角，正是 23.5 度的黄赤交角，这正是古太极图的原始天文机制所在（详见《无极之镜》）。

其实，这个古太极图不仅是春、夏、秋、冬四时二十四节气太极，更是太阳系绕银心运行的古太极图，更是银河系绕河外星系运转的古太极图，是更大宇宙时空尺度上的古太极图，这正是全息四时的天文精髓所在，也是大司天理、皇极经世的天文背景。

古中医基础理论测试题

我对古中医的理解完全不同于现代学院派现代中医的逻辑，有些话无法准确表达我的逻辑，所以出了以下古中医基础理论测试题，在网络上公布后，得到的答案五花八门，皆不得要领，有些中医畅销书的作者也参与了答题，其结果也不尽如人意。

本套测试题是我研究古中医过程中的些许心得与所悟的提炼，入了这套题的门，也就入了古中医的门，登堂入室就容易得多了。本书未提供答案，其实答案在我的《古中医书》系列中有明确的论述，还望各位阅者能深入研究。

正题

一、名词解释

阴阳、五行、天甲子、地甲子、大间、阳遁、升降、疫疠、温病、伤寒、刻数、心肾相交

二、判断对错

1. 阴阳平衡是古阴阳学说的核心内容。

2. 古中医的基本特征是整体观念和辨证论治。

3. 古中医是经验医学。

4. 古中医与古代天文没有关系。

5. 睡眠的基本机制是心肾相交。

6. 申子辰正化，寅午戌对化。

7. 亥未酉对化，卯巳丑正化。

8. 脾为谏议之官，知周出焉。

9. 戊寄戌，己寄巳。

10. 先天就是无形，后天就是有形。

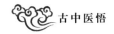

三、简述题

1. 简述天复政的机理。

2. 简述五十营与天度的关系。

3. 简述古中医针刺补泻手法。

4. 简述伏气的形成机理。

5. 简述尸厥的机理及治疗方法。

四、理解题

1. 如何理解古中医升降出入的易理？

2. 如何理解《伤寒论》中的"伤寒例""杂病例"？

3. 如何理解"传经化热，伏气变温"？

4. 如何理解五运六气理论中的胜复、郁发、逆从？

5. 如何理解"六经病"与"六经之为病"的不同论述？

6. 如何理解"风火相值，燥热相临，寒湿相遘"的论述？

五、论述题

1. 论述上古历元的天文学意义。

2. 论述古中医药物配伍的基本规律。

3. 论述天干与地支的天文机制。

4. 论述运气与脉法的对应关系。

5. 论述五星的天体运行规律。

六、内算题

1. 司天率数法：自上古历元至今（2011 年），共积年 10155928 年，看得几甲子。先取积年，每 12 年中取 2 支（12 地支中 6 个司天之气，故每气 2 个地支），一甲子年中取十（一甲子年即是 60 甲子循环数，12 年 2 支，60 年即是 10 支），看得几个甲子数，即进一位。其甲子未周纪而不满残年者，即以年支取之。假令取少阴司天者，于零年（余数）中看得几个子（或）午年，先于司天率数。

2. 因数法：次求正对二化也。巳亥厥阴（正化三因，对化八因），子午少阴（正化二因，对化七因），丑未太阴（正化五因，对化十因），寅申少阳

（正化二因，对化七因），卯酉阳明（正化四因，对化九因），辰戌太阳（正化一因，对化六因）。求得正对化分作两位，即正化为上位，次以对化为下位。正化从生数（寅2、午2、戌1、亥3、未5、酉4），对化从成数（申7、子7、辰6、卯9、巳8、丑10）。看司天率数，分作两位，以生数因率数也，各得几何？

3.因数上下递相乘法：先安正化因数于上位，次安对化因数于下位，次上乘下，递相乘也。即以下数看上数，两相合之道乘起也。先以下合上乘，乘一作十，乘十作百，乘百作千，乘千作万。如下乘上毕后，以上乘于下，次上下递相乘毕，即合其数，看得几何，即别置一位，收其数也。此化数，上下递相乘毕也。

题解

一切法术，尽在日月五星，阴阳五行也。

我研究的古中医理论是《伤寒论》以前的运气理论，运气理论源于太乙天文理论，而王冰补入的七篇大论（实则九篇）仅是运气理论中的1/4而已，还有许多复杂的内算法没有披露，我研究的正是这部分理论，当然与九篇大论是一个整体，其中天甲子、地甲子是研究疫疠的关键，专家的书籍可以参考，但那些都是七篇以内的东西，没有超出七篇以外，就是说，他们的东西只是整个运气内容的1/4而已，另外3/4是古中医的秘中之秘，也是我目前的研究课题，我也在学习和研究中，谈不上精通。总之，对于中国古文化，知晓得越多越好，对于研究古中医越有利。

我的古中医体系是中医的根和主干，是中医的种子，我在研究中医基础理论的发生学，有的人在研究中医的细枝末节，研究这株千年参天大树的某几片树叶之间的关系，道不同，怎么能理解呢？有人说研究中医的运气学说是空谈，如果说这是空谈，那么最大的空谈应该是《黄帝内经》《难经》等，因为《黄帝内经》中一共就十三方而已啊，而经络现在还没有看见。科学研究需要理论家，也需要实践家，爱因斯坦、霍金就是著名的理论家，后来的实验不断证实了他们的"空谈"理论，但理论家和实践家不一定是一个人罢了。我的古中医理论体系目前正在研究中，是以《黄帝内经》为起点而研究的。

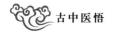

　　如果一定要给我的"**古中医**"一个范围，理论上是汉唐、《伤寒杂病论》以前。

闻道有先后，
术业有专攻，
蚁蝼渡河汉，
何处是西东。

五星五行天文力学效应

古中医人身科学将五大行星的五体璇玑时空系统列为继日、月、地三体璇玑时空体系之后的又一重大时空体系，即五行时空。它不同于阴阳时空，虽然二者都具有时间与空间的属性，但是阴阳时空是日月地系统，而五行时空是五大行星系统。另外，虽然五大行星系统中的每一个行星都具有自己不同的速度、方向、密度、温度、质量、构成、大小、轨道等，但是它们有一个共同点，即都是围绕着太阳做相对简单的璇玑运动，不同于日月地系统复杂的时空连环体系。同时，由于我们主要考察研究的是五大行星系统绕日旋转过程中通过对日月地时空系统的影响，既而影响到地球时空的规律，所以这个五体周转时空相对于三体连环时空要简单一些。五行时空是阴阳时空的必要补充，二者缺一不可，阴阳五行时空共同决定了自然界万物各个层次的时间与空间的结构与功能。

《素问·天元纪大论》说："太虚寥廓，肇基化元，万物资始，五运终天，布气真灵，揔统坤元，九星悬朗，七曜周旋。日阴日阳，日柔日刚，幽显即位，寒暑弛张，生生化化，品物咸章。"七曜指的是日、月与金、木、水、火、土等太阳系五大行星。《黄帝内经》称木星为岁星，火星为荧惑星，土星为镇星，金星为太白星，水星为辰星。九星是指北斗九星，7000 年以前北斗七星还有玄戈、招摇两颗星，后来逐渐淡出恒显圈了（从一个侧面也证实中医阴阳五行理论的历史至少万年）。

五星是太阳系的五大行星，与地球同样围绕太阳在公转，同时自转。若以地球为静止参照物，那么，五星也伴随太阳围绕地球做右旋运动，从而与日月共同对地球产生了综合时空力学效应，即阴阳五行时空力学系统。所以《史记·律书》说："黄帝考定星历，建立五行。"《汉书·艺文志》说："五行之序乱，五星之变作。"《史记·天官书》正义引张衡说："五星，五行之精。"五星在天，五行在天，五星产生五行，五行推演五星，故《素问·天元纪大论》说："五运终天，布气真灵，总统坤元。"

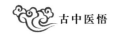

五星五行是制造日月地时空系统阴阳灾变的决定性、关键性时空因素之一。五星的运行规律如何？《五行大义》中说，干支是大挠创制的。大挠"采五行之情，占斗机所建，始作甲乙以名日，谓之干，作子丑以名月，谓之支。有事于天则用日，有事于地则用月。阴阳之别，故有支干名也"。《黄帝内经》认为，五星向前的视运动称为"顺"，向后的视运动称为"逆"，迟缓的视运动称为"徐"或"迟"，意外的快速视运动称为"疾"，停在某处视之不动称为"留"，停留超过 20 天称为"守"，逆行转为顺行，在轨道上画出一圈称为"环"。五星的亮度可分为常、常一倍、常二倍、小常一倍、小常二倍五个星等。这种亮度变化与五星距离地球的距离远近有关，因此，对气候、物候与人的影响也有"过"与"德"的不同影响，同时认为，五星运行距离地球的远近可以影响人类的情感与祸福，从地球上看去，内地行星在恒星中间出现了顺行—守—逆行—又守—又顺行的视觉现象。冲前后地外行星逆行，而在合前后地外行星顺行，顺行与逆行之间转变经过"守"。在"上合"前后，地外行星最亮。五大行星在"留"时对地球的时空力场影响最大、最长。

地支的时空拓扑定量力学虽然以日地关系为根本，但是它的功能属性却取决于五星五行的运行时空。若某年月日时临某地支（距离某行星的距离近）为该地支对应的某五行之气（系统时空属性）旺盛，力学强度大。如月令为巳，表示该月为火气当令而旺，力学强度大，力学作用大，但是实际上该月 30 天并不都是火气旺盛，巳火之时辰 120 分钟也不是火气持续旺盛，这是什么原因呢？

实际上，这是由于五星五行时空混合交叉作用的结果，五星五行并不是单独以某星某行作用于地球，它是五星五行同时作用于地球，而使地球周围的时空力学以五星五行的时空混合气场为真实表现形式。五星五行由于在一定时间和空间内对地球时空力学角度不同，而将五星杂气强调变化交叉作用在五行时空系统上，但是整个月必有一个主要的星体作用于地球参考系的五行时空系统，且时间较长，即本气，传统中一般忽略了杂气。一个月中五星对地球的时空力学强度影响的空间（远近）和时间由五星的公转角度决定：

水星：4.09 度 / 天　　　火星：0.52 度 / 天

金星：1.60 度 / 天　　　木星：0.084 度 / 天

地球：1.0 度 / 天　　　　土星：0.034 度 / 天

正是由于地支杂气的存在，才出现了地支"生克冲合刑害"等复杂的时空力学效应，其实都是生克时空效应及五星空间与时间力学效应相互作用的结果，不搞清这些时空力学效应的天象机制，人们将永远迷信，知其然而不知其所以然。

地支五星五行杂气的时空拓扑分布：十二月（丑月）含水、金、土三气，其中小寒日至第9日由亥水值旺；第10日至第12日由酉金值旺3天；第13日至第30日由丑土值旺。该月主气为湿土（具体见《无极之镜》）。

地支相冲：根据地支杂气的五行生克原理，阴阳相同，方位相对，属性相克。子与午冲（子水克午火，午藏土克子水），寅与申冲（寅木克申藏土，申金藏水克寅木藏火），卯与酉冲（酉金克卯木），巳与亥冲（巳藏金克亥藏木，亥水克巳火），丑与未冲（丑藏金克未藏木，未土藏火克丑藏金水），辰与戌冲（辰藏水克戌藏火，戌藏金克辰藏木）。其中，子与午、寅与申、卯与酉、巳与亥为冲中带克，而丑与未、辰与戌只冲不克，以"去皮"论。

地支相害：子未相害，丑午相害，寅巳相害，卯辰相害，申亥相害，酉戌相害。如午与未合，而子来冲午，使未失合无援，即子害未，余类推。

我们知道，地球公转自转一周均为360度，由一年12个月和一日12时辰完成，故周天或周期循环为360度，十二地支分阴阳、五行时空分布期间，以360度除以12，则每一地支时空原有度数为30度，我们将地支时空的度数称作地支时空的含气量（阴阳之气与五行之气的综合，即节气，其计量单位是度数）。由于地支时空含气浑浊且杂，除本气外还有杂气，而时空交叉作用于地球时空系统的变化中，故地支时空的五行本气不一定是30度，这样就会对地球时空系统变化造成复杂性、不专性，从而显现出客观世界与地球时空的万千气象与精彩纷呈（详见《无极之镜》地支时空含气原值表）。

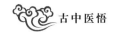

天象背景辐射与传染病

古中医的天人合一理论认为，人是五虫之一，是天地合气的产物，人的一切气机皆法于天地，人是天地的一种物质而已。

宇宙背景能量辐射对流感和天花的影响是宇宙背景能量辐射通过生物圈对人类产生影响的部分途径。流感曾造成人类最大的瘟疫和自然灾害。1918～1919年的流感大流行在全球引起的死亡人数高达2000万之众。研究表明，流感大流行和宇宙背景能量辐射的变化有非常密切的相关性。当宇宙背景能量辐射的强度显著增强以后，地球上就会有流感大流行出现。20世纪的宇宙背景能量辐射观测数据表明，已经记录的大的宇宙背景能量辐射地面增强事件（GLE）只有6次，这6次大GLE时间分别是1942年2月28日、1942年3月7日、1946年7月25日、1949年11月19日、1956年2月23日和1982年12月8日。在这些天象变化之后的1年左右的时间里，无一例外都出现了流感的大流行。同时，20世纪的前4次流感大流行和视等星1.5以上的亮新星也有着密切的对应关系。就是说，20世纪发生的各次流感大流行几乎都可以用在此之前不久出现的大的GLE事件或亮新星事件而得到说明。同样，天花的流行和宇宙背景能量辐射的显著变化之间也有着十分密切的对应关系，当大的GLE出现时，地球上就会有天花流行出现。在20世纪前5次大GLE事件之后的2年左右时间里，无一例外都出现了天花的流行。同时，在有着可靠的天花病例报告数据的1920～1979年间发生的10次天花流行，基本上也都可以用此之前不久出现的大的GLE事件或亮新星事件而得到说明。如果只是流感一种疾病，人们还可以认为GLE事件和流感流行之间的良好对应关系只是一种巧合，但研究表明，天花也同样有如此密切的对应关系。其实，它们所反映的是因果关系。流感的病原是病毒，天花的病原也是病毒，这些病毒的体积很小，结构比较简单，容易受自然界环境变化的影响而发生变异或形成新的变种。当宇宙背景能量辐射发生较大增强时，将会促使这些病毒发生变异或形成致病能力强的新变种。同时，宇宙背景能量辐射的变化也会引起地球上其他自然环境因素发生变化，从而出现一种适宜于发生了变异的病毒或病毒新变种活动和传播的生态环境。两方面因素相结合便引起了流感和天花疾病的流行。也就是说，宇宙背景能量辐射大的地面增强事件可能正是流感和天花发生严重流行的一个根本原因。病毒是生物圈的一个组成部分，流感流行和天花流行的研究表明，宇宙背景能量辐射的天象变化通过生物圈对人类是有重要影响的。2000 年 7 月 14 日发生的一次太阳耀斑和日冕物质抛射事件，使得电离层发生强烈的突然扰动和电离层暴，导致短波通讯中断，所有科学卫星受损减寿，日本 ASCA 卫星失控……可以说，太阳的每次剧烈活动，都会给人类带来一系列的空间灾害，可能也与 2003 年的 SARS 有关。

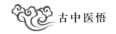

古中医的时空模型与时空场作用机制

　　三皇五帝与先秦诸子开创了中国的象数科学（关于神或形态发生场的科学），恰与西方粒子科学呈对称之势。西方的传统科学与哲学在时空选择上，以空间点为主，时间场为辅，空间点统摄时间场。西方公认其科学的源头系欧几里得《几何原本》。它是讨论空间点数量关系的经典，对西方科学和哲学思维的发展产生了深远影响。由于思维以空间点为主，认识主体和认识客体处于分隔对立的状态，因此西方人看世界着眼在空间点实体。与此相应，则倚重分析还原方法和抽象方法，将对象分为现象和本质、个别和一般。用分析还原方法和抽象方法所作出的本质与现象的分割，使世界至少分成了两个：一个是现象的世界，一个是本质和规律的世界。本质和规律虽然最终要通过现象世界显示它们的作用，但是它们似乎超离并高于现象世界，而且唯有它们代表并实现世界的秩序。因此，依西方传统观点，唯有本质为理性垂顾，也为理性创造。而与之相对的现象世界，则排除在秩序和理性之外。这是一个支离破碎的时空理论。

　　东方科学体系时空，是以时间场为主，空间点为辅，时间场统摄空间点。东方科学体系的时间场是超越空间点境界之上的真实时空场，它的时空理论模型是"象数模型"（类似于现代科学的理论试验模型，而现代科学的模型实质上是经验模型），如八卦模型、六爻模型、太乙模型、六壬模型、遁甲模型、运气模型、中医模型、斗数模型、四柱模型、星占模型、藏象模型、经络模型、盖天模型、浑天模型、橐籥模型等；时空物质模型是精、气、神模型，类似现代科学的场概念，或形态发生场概念；计算时空（古中医称为内算）的理论工具是阴阳、五行、干支理论概念。这些时空的象数模型模拟了特定时空场状态的数术公式，只要有一个时空体进入这个场模型模拟的时空中，根据阴阳、五行、干支的属性，就可以计算出两个时空场相互作用后的时空吉凶顺逆走向，这个过程就是预测与诊断过程。在特定的时间场中，一旦这个时空场状态通过时空模型固定下来，那么按照全息理论，这就是一个全息宇宙，包容万物，理论上可以计算出预测者想要知道的时空信息，因为这是一个系统的、周期的、全息的时空场模型。同理，到了下一个时空场，再用下一个时空模型去模拟。

中医的时间场概念的最小单位是时刻，12 时辰 100 刻，但是现在的中医研究者基本上是不知道这个刻度是怎么来的了，其实这是天度的计算刻度，地球的一昼夜在黄道上走了 1 度，走完一年正好是 360 度，其余 5.25 度是天地人不和谐、不同步的根源所在，是灾害吉凶的根本原因。关于这个多余的5.25 度，我在《天地之机》中有详细的计算与分析。言归正传，这黄道 1 度分为 100 分，所以说，天上 1 分，地上 1 刻，这是刻度的天文背景机制。知道刻度的天文机制，对于计算古运气中五运六气的至与不至、胜复、郁发是很重要的，对于计算疫疠的发生时空也是很重要的。冬至白日最短为 45 刻，黑夜最长为 55 刻；夏至白日最长为 55 刻，黑夜最短为 45 刻；春分、秋分的黑夜、白日相等，均为 50 刻。这 45 刻、55 刻与《河图》《洛书》也有深度渊源。

中医的时间场概念其次是 12 时辰，即地支，地支的天文背景是什么呢？很多中医人并没有仔细想过这个问题，其实它是赤道 12 等分的时空场，与月球有密切的关系；天干是黄道 10 等分的时空场，与五星有密切的关系。具体原因，我在《无极之镜》中已经详细论述了。可见，古中医的干支都是时空场的力学矢量单位概念，类似现代物理科学中的牛顿、达因等力学概念。

中医的时间概念其次是日、干支计数，实际上具体日期有具体的时空场格局，阴阳五行能量是不一样的，在中医的时空场模型中，5 日 1 候的时空场是 1 个时空相变临界时空，也是基本的时空场之一。10 日、15 日、30 日、45 日、60 日都是具有不同时空意义的时空场格局。24 节气乘以 15 日正好 1年，1 个月是 2 个 15 日，1 个季度是 6 个 15 日，1 年 4 个季度、5 个季度，再大的时空场是年了，每年也有不同的干支属性，更大的还有章、蔀、纪、元等，直到最大的时空场格局，是太乙历法的历元，太乙积年距今 2011 年，已经 10155928 年。在 10155928 年之前，甲子合朔，日月合璧，七曜齐元。时空场皆归于原始，从理论时空场模型开始，干支计度时空，则物理时空具有意义，皆在全息、系统、周期的时空模型中进行模拟。但是，这个原始时空——历元，只是周期小宇宙的理论起源，并不是实际的宇宙起源，因为真实的宇宙可以有无数个原始周期。其实，每个周期也不是完全相同的时间

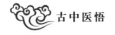

与空间。

因为这些都是以地球人类为中心的参照系统而定义的时空模型，所以这些时空模型只对于地球有效，对于其他星球无效。阴阳五行是物质时空场相互作用的基本物质引力场，许多人不理解这个概念，日月产生阴阳，五星产生五行，这些星体作用于地球的力学效应是综合矢量，人类没有日月五星中的哪一个星体都不能生存，声光电磁热力是力学基本作用方式，而这些都是日月五星作用于人身的基本能量。关于阴阳五行与日月五星的天文机制，在《无极之镜》中有详细的推理论述。

古中医与宇宙结构

古中医不只是医术，更是关于自然之道的医道，是阴阳五行关于自然之道的一个重要分支。古中医的根子就是阴阳五行，那么大家想想，阴阳五行下面，衍生出来多少中国传统文化的东西？几乎是所有的数术法式。道家关于世间法的内容有阴阳五行；佛家所说的三界，其实也属于阴阳五行的范畴；儒家的浩然正气，就不用说了，五运六气的正常运行就是正气啊，这方面的研究详见《众妙之门》。

古中医与其兄弟姐妹（三式、四柱、六爻、七政、八卦、九宫、河洛、神数、紫薇、堪舆、相学等）之间，能说它们没有共同的文明基因吗？不可能。所以，古中医的根子是古运气，实际上就是阴阳五行，即古日地学、古行星学。大家之所以对古中医中参入数术的东西不理解，是因为现代中医教育的畸形，不是中医的错，是时代的错。

当然，阴阳五行也不是宇宙的根本大道，那只是太阳系内的自然之道而已，是浩然正气的层次，即气的层次，但阴阳的境界要超出五行的境界许多，不详细说了。超出阴阳五行层次以外的部分，就是道德的时空境界，《灵枢·本神》说"天之在我者德也，地之在我者气也"即是此意，如佛家说的脱离六道后的慈悲境界，道家所说的跳出三界外、不在五行中的真实境界，基督教的伊甸园……

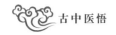

古中医造人理论

古中医关于人类起源的学说和理论，其实在《黄帝内经》中早就有详细论述了，例如"上古天真论""四气调神大论""生气通天论""金匮真言论""阴阳应象大论""阴阳离合""阴阳别论""灵兰秘典论""六节藏象论""五脏生成""五脏别论""脏气法时论""运气九篇"等。古中医认为，世间万物分为天、地、人三部分，天为形而上之动气，地为形而下之静物，天地之交形成各种生命，即《素问·五常政大论》中的五虫，即倮虫（人为倮虫之长）、介虫（龟为介虫之长）、鳞虫（龙为鳞虫之长）、羽虫（凤凰为羽虫之长）、毛虫（虎为毛虫之长）。

阴阳系日月，这是《灵枢·阴阳系日月》的定理；五行即五星，这是《素问·气交变大论》的定理。五运是阴阳的五行，六气是五行的阴阳，实则五运六气就是阴阳五行的交变，根据"运气九篇"以及上述诸篇，五运造人的五脏，六气造人的六腑，然后根据全息原理，五脏系统逐渐由一点精神演化至最表面的皮毛，大约10个月的时间（一个黄道周期），先天之神在出生前夕月圆之时注入形体，先天转后天，呱呱坠地，一声啼哭，接通天气，一点胎粪，接通地气，从此五脏神归位，神机是五脏与五运的升降出入与亢害承制，气立是六腑与六气的升降出入与亢害承制。天、地、人合一。所以，《素问·六微旨大论》说："出入废，则神机化灭；升降息，则气立孤危。故非出入，则无以生、长、壮、老、已；非升降，则无以生、长、化、收、藏。故器者，生化之宇，器散则分之，生化息矣。故无不出入，无不升降。化有小大，期有近远。四者之有而贵常守，反常则灾害至矣。故曰：无形无患，此之谓也。"

其后有一句话，一直无人弄懂："帝曰：善。有不生不化乎？岐伯曰：悉乎哉问也？与道合同，惟真人也。"人身与道德同化，超脱出阴阳五行的升降出入层次，达到道家真人境界，即不生不化！根据《黄帝内经》的阴阳系日月、五行系五星定理，阴阳五行的境界即是升降出入的境界，超出升降出入即是超出阴阳五行，超出太阳系范畴，可见道家真人的跳出三界外、不在五行中，即是真人的果位超出太阳系，这个结论太惊人了！

修炼的圆满与果位问题，怎么会与太阳系联系在一起呢？佛家是否有相似的论述呢？其实，在古印度《五十奥义书》中（此书早于释迦牟尼佛教经典久远年代，它集中了古印度《吠陀》《梵书》《森林书》的精华大成，是古婆罗门教的修行经典），觉者论述人圆满后飞升的第一关是月球，月球是入天界之门，其后又相继论述了火星、木星、太阳、水星、金星、土星、天王星等天界（冥王星已经被现代天文学太阳系抛弃了，其实海王星的质量、引力也不够太阳系行星的标准），在《五十奥义书》中，天王星即是大梵天世界，这是书中明确说明的。

《黄帝内经》中有人神随月份不同而归位于不同人身部位的论述，这个人神是人自己的主元神，即道家所说的识神。《黄帝内经》所说的心神，为后天清醒的人神；其余四脏神是副元神，即先天注入的神体。根据元神与识神的层次高低，决定此人的层次高低及机缘。这是修炼的境界问题了。其实说到这里，有悟性的中医人，应该有一个清醒的认识了：即古中医是关于天、地、人的医道理论，同佛家、道家、儒家、基督一样，都是关于人身修炼的理论，学习古中医，就是修炼古中医的过程。医道在三界外的高层次上是归于道家的。《黄帝内经》《黄帝外经》是古中医医家的修道之书。孙思邈、葛洪等古中医人物皆是如此修行，道医一家。而藏医同样如此，它在高层次上是归于佛家的。

修炼的境界，在《素问·上古天真论》中已经明确："昔在黄帝，生而神灵，弱而能言，幼而徇齐，长而敦敏，成而登天。上古之人？其知道者，法于阴阳，和于术数，食饮有节，起居有常，不妄作劳，故能形与神俱，而尽终其天年，度百岁乃去。夫上古圣人之教下也，皆谓之虚邪贼风避之有时，恬惔虚无，真气从之，精神内守，病安从来。是以志闲而少欲，心安而不惧，形劳而不倦，气从以顺，各从其欲，皆得所愿。故美其食，任其服，乐其俗，高下不相慕，其民故曰朴。是以嗜欲不能劳其目，淫邪不能惑其心，愚智贤不肖，不惧于物，故合于道。所以能年皆度百岁而动作不衰者，以其德全不危也。"

德是修炼与修古中医的根本，神是修炼、修古中医的层次高低关键。黄

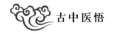
帝说："余闻上古有真人者，提挈天地，把握阴阳，呼吸精气，独立守神，肌肉若一，故能寿敝天地，无有终时，此其道生。中古之时，有至人者，淳德全道，和于阴阳，调于四时，去世离俗，积精全神，游行天地之间，视听八远之外，此盖益其寿命而强者也。亦归于真人。其次有圣人者，处天地之和，从八风之理，适嗜欲于世俗之间，无恚嗔之心，行不欲离于世，被服章，举不欲观于俗，外不劳形于事，内无思想之患，以恬愉为务，以自得为功，形体不敝，精神不散，亦可以百数。其次有贤人者，法则天地，象似日月，辨列星辰，逆从阴阳，分别四时，将从上古合同于道，亦可使益寿而有极时。"

《黄帝内经》乃人炼之道，神农乃药炼之道。

古中医四诊的真相

古中医看病，不一定非要望闻问切、四诊合参，这只是现代中医的说法，因为现代中医理论的局限，所以必须四诊合参才行。其实，在古中医的实践中，有"望而知之谓之神，闻而知之谓之圣，问而知之谓之工，切而知之谓之巧"。

望而知之谓之神

古中医看病最高的境界是望诊，这个望诊不只是现代中医所说的望面色、舌苔等，还有更深层次的能力，例如扁鹊吃了仓公给的中药后所开的天目，就是一种古中医能力。有人可能会不相信这种事情，认为用中药开天目，怎么可能呢？甚至有人干脆武断地否定天目的存在，但是现在密宗中就流传着用藏药开天目的方法，这是密宗修行者都知道的事情。

天目的生理结构就是大脑中部的松果体。现代研究发现，松果体具有眼睛的结构及大量的感光细胞、磁体、晶体等。古中医望诊用的就是这种天目，而不是我们的肉眼，但是现在已经无法让人相信这些人身的特殊现象了。

天目层次高的直接看病体所在的空间，直接看造成病灶的邪气。低一些的天目可以看人身的不同侧面，这一点现代医学反而做到了，就是现在的MRI、CT、PET 等检测设备，所以不管西医的理论与中医理论相差多么远，但是西医在检测工具上还是与古中医有异曲同工之妙的地方。再低一些的天目层次，就直接看形神层次的人身了，即形态发生场在形体上的表现，而这是直接用天目看的，所以有五色之分及生克制化等机制。最低等的就是现代中医的所谓望诊，看脸色、舌苔等技巧，不一而论。

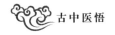

闻而知之谓之圣

这里的闻主要是指闻声，闻的是角、徵、宫、商、羽，干支的纳音，阴阳律吕，根据司天司地的太过或不及而判断病机所在，从而寻针纳药，这是闻诊的本意。后世中医已经完全失去了这种看病能力，现代中医只知道是闻味了，如闻大小便等。

问而知之谓之工

问诊的内容是现代中医最基本的功夫了，可是问的却是五花八门，千奇百怪，正如《中医诊断学》教材上所罗列的那样，几乎问遍一切，却茫然无头绪。我只问三点：①食欲（包括大便情况）、睡眠、精神状态；②最痛苦的症状；③问寒热，仅此而已。其实，问诊有一个前提，就是在头脑中要先装一个模型，就是五运六气的模型。知道司天、司地、主客气的虚实前后，才能知晓六腑气立的出入；知道主客运的虚实生克，才能知道五脏神机的升降。只有掌握这个玄机，才能有目的的去问诊。这样去看病的中医，其实是看天地，开方其实是开时空。

为什么问食欲？人先天的一点精华就是神，即中医人身的形态发生场，其中具有完备的藏象经络的能量结构。它是形而上学的东西，是现代中医无法理解的生命体、生命态。其实，中医人身的形而上学部分，即神的部分，有主元神、副元神之分，主元神是大脑皮层所支配的后天意识，副元神是脑干、小脑、脑桥、延髓等所支配的各种基本生命中枢。在中医中，主元神由心主宰，即心神，而其他魂、魄、意、志四个神是副元神，中医的五神藏包括一个主元神、四个副元神。它们表现在中医人身上，就是情志（喜、怒、忧、思、悲、恐、惊），这是中医神志与情志的基本从属关系。其实在中医人身上，还有许多生命体，六腑有六腑的生命体，五官有五官的生命体，甚至每一个穴位都有自己的生命体，诸如此类，层层叠叠，所以中医说人身是一个小宇宙，现代中医不理解，层次所限。所有这一切都在中医人身的形态发生场上，我们的肉眼根本看不见。后天的这个肉身是通过消化系统摄入食物一点一点积累起来的，从一点受精卵直到100多斤、100多厘米的肉身，都是后天的食物所化，所以食欲是后天之本，即胃气。先天的形态发生场如同一个没气的气球，后天的食物如同我们吹的气，吹气的能力就是胃气，要想让这个气球充满气体，发挥它的固有作用，就必须吹气，所以这个吹气的能力最重要。所以胃气、食欲必问，治病必先恢复胃气之后天太极。

为什么问精神状态？很简单，这个精神状态表面上是一个人的状态，其实就是中医人身的神的表现。患者状态不好的时候，他就会说出他的七情五志，这就是病机的所在。

为什么问睡眠？先天与后天的和合状态，就是睡眠。《黄帝内经》说睡眠的机制是卫气入于营气，卫气出于下焦肾气，营气出于中焦脾气，而中焦受气取汁变化而赤是谓血，营气最后出于心气（行于脉中谓之营气，行于脉外谓之卫气），所以卫气入于营气，即肾气入于心气，心肾相交，水火既济。这是睡眠的根本机制，是后天与先天和合状态的度量表，所以《黄帝内经》说，胃不和则卧不安，诚如斯言！后天不和，先后天无法既济，怎么能安呢？老年人的先天神体与后天胃气都减弱了，所以会出现睡眠减少。看到这里，有悟性的中医人应该知道怎样治疗失眠了。卫气属于六气气立范畴，营气属于五运神机范畴。

为什么问痛苦所在？即辨病论治。这里有一个法门，疼痛多是寒邪阴气所致，《黄帝内经》中已经详细论述了。有人会说，热邪也可以引起疼痛啊？那是阴阳隔离，阳外阴内，根子上是阴邪所致。还有一个法门，阳化气，阴成形，一切有形病邪，如肿瘤、癌症等，多是阴气阴邪所致。治疗癌症、肿瘤，要用阳药，但需配伍，中药治疗癌症的法器不是简单的热药而已，需要特殊制作。《黄帝内经》中的"五积"（伏梁、息贲、肥气、痞气、贲肫），即脏器肿瘤。

为什么问寒热呢？即判断这个人的阴阳状态，辨机论治。阴阳是最重要的病机，正常人身是上阴下阳，这是因为中医人身的阴气升、阳气降是正常状态，所以正常的人身是脚热头凉。为什么发热的病人要摸额头、阳虚的病人脚凉呢？就是这个原因。

切而知之谓之巧

如今许多现代中医将切脉作为中医的最高技巧，三部九候脉、人迎脉、太阴脉、太溪脉、趺阳脉、运气脉，都是《黄帝内经》里论述的脉学，通晓的中医有几个呢？真正的脉学是需要结合运气的实际天象变化而来的，而现代的脉学有几个是这样来研究的呢？详见《伤寒之秘》。

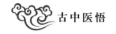

中医不传之秘在于药量

有的民间中医，一辈子就会一个方剂，一辈子就用一个方加减治病，疗效却不错。有一个中医，自己创了一个什么"全息汤"，一生受用，这是为什么？

其实，这就是中医的不传之秘，即药量的多少。中医讲究君、臣、佐、使的配伍，有单方、复方、大方、小方、奇方、偶方之分，其中的讲究很多，药味的味数、剂量都与疗效有关，其中药量更是重要。这个药量与中医数术的关系密切，《伤寒论》中的诸方都是法于《汤液经法》中的诸方，而这些《汤液经方》不是随意用量和配伍的，这就涉及度量单位数字的来源。

上古中医之数字为了度量轻重，皆源于天道。黄钟之律管长九寸，物以三生，三九二十七，故幅宽二尺七寸。音以八相生，故人高八尺，寻自倍，故八尺而为寻。有形则有声，音之数五，以五乘八，五八四十，故四丈而为匹。匹者，中人之度也。一匹而为制。秋分萋定，萋定而禾熟。律之数十二，故十二萋而当一粟，十二粟而当一寸。律以当辰，音以当日，日之数十，故十寸而为尺，十尺而为丈。其以为量，十二粟而当一分天地之气，十二分而当一铢天地之气，十二铢而当半两天地之气。衡有左右，因倍之，故二十四铢为一两天地之气。天有四时，以成一岁，因而四之，四四十六，故十六两而为一觔天地之气。三月而为一时，三十日为一月，故三十觔为一钧天地之气。四时而为一岁，故四钧为一石天地之气。其以为音也，一律而生五音，十二律而为六十音，因而六之，六六三十六，故三百六十音以当一岁之日。故律历之数，天地之道也。

可见，古中医药物用量不只是药物本身的轻重而已，更是这种药物的天地之气的度量，即药气的轻重度量。药气与病机的阴阳五行生克制化机制，即是古中医治病的原理所在，也是古中医太乙运气数术原理所在（详见《伤寒之秘》）。

心主神明？ 脑主神明？

现代中医极其重视中医典籍中关于中医解剖的内容，甚至还激烈辩论为什么中医的肝脏在左边而不是在右边，因为西医解剖认为肝脏在人身右侧云云。还有一个现代中医的诟病，即中医认为心主神明，而西医认为是脑主神明，于是出现了心主神明、脑主神明、心脑共主神明的三派之争。还有什么中医的肾与垂体－甲状腺－肾上腺轴的相关性研究，阴阳与 RAAS 系统的相关性，不一而足。但是越研究，现代中医觉得越乱，越找不到头绪，一团乱麻。

其实，按照中医的形神理论，一切都是那么自然。古中医的形神理论认为，中医人身由两部分组成，一部分是肉体，即形而下；一部分是神体，即形而上，就是形态发生场。再者，按照中医的全息理论，人的大脑是一个完整的全息元，五官就是五脏的全息再现，面相也是五脏的全息再现，其实在大脑里面也是五脏的全息再现，道家早就有关于大脑内部的九宫全息图像了。心脏在大脑内部的全息元对应于大脑皮层，肾脏全息元对应于脑干区域，肝脏全息元对应于小脑区域，肺脏全息元对应于脑桥、脑干区域，脾脏全息元对应于丘脑、胼胝体等区域。中医认为心主神明，这么重要的大脑在中医中只算一个奇恒之府，这不是中医的疏忽，而是中医的高明之处。其实中医关于人身解剖也是非常详细的，甚至连大小肠的长度、结带的个数都数得清清楚楚，骨关节的数量、结构，经筋的走形、附着点都准确无误，脏器的重量、大小、结构、位置都清清楚楚，怎么会连这么重要的一个大脑都不知道呢？详见《不朽之身》。

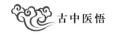

时空幻象

"佛教中讲人类社会一切现象都是幻象，是不实的。怎么是幻象呢？这实实在在摆在那儿的物体，谁能说它是假的呢？"

我们总是认为眼睛能够看到这个世界中的任何物质，所以有些人产生了一种固执的观念，认为通过眼睛看到的东西才是实实在在的，看不见的就不相信。看不见就不相信，这话听起来很在理，可是在稍微高一点的层次看，它就不在理了。不同的物质粒子构成不同的时空，不同的时空有不同的物质规律，这是公理，无须证明。

西医就是在我们肉眼可见的时空范畴内去研究，现代中医同样如此，所以研究来研究去，始终跑不出肉眼所见的时空范畴，即使使用显微镜也是如此，而且只看这么复杂时空的一个点而已；而中医实质上是更高时空的全息宏观物质运动规律，即气或高能量时空，藏象经络是其基本人身结构，其中流动的是能量，这是形态发生场决定的人身特性。其实人与动物的基因谱大部分是相似的，例如人与猪的基因谱有95%的相似度，可是二者的外形与种属却是天壤之别，为什么？因为形态发生场不同而已，人的形态发生场是人形，而猪的形态发生场是猪的形状。可见，基因只是表达蛋白的序列而已，至于怎么表达，向哪个方向表达，表达到什么程度，那是形态发生场的事情。

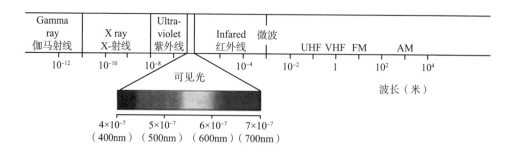

上图是现代科学目前发现的物质射线的能量级，可以看出，人类的视觉可见光部分在整个宇宙光射线谱中仅仅占了一个很小的时空片段，其余的时空完全是人类视觉看不到的真实境界，人类虽然认识到了这些射线能量，但是只认识到局部、单个粒子的能量表现，而不是整体的能量时空，所以还是无法认识整个时空的真实境界。唯一的方法只有天人合一，用同样的能量状态去认识相应的能量境界，这样才能真正认识时空境界的真相。

例如，人类想要认识紫外线时空，就应该将人身的一切也处于紫外线波长、频率、振幅、能级状态，这样观察的时空才是真实的境界，如果我们还是用分子状态，甚至是显物质状态去认识紫外线，那紫外线对于人身来说，永远是有害的……

下面是对于人类最重要的太阳在不同时空的不同表现，这些照片真实再现了不同时空的太阳是不同颜色与能量状态的，那种太阳是红色的说法只是分子时空或显物质时空的幻象而已。

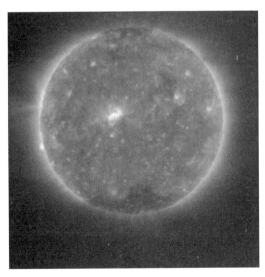

这是太阳在紫外线时空的照片

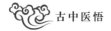
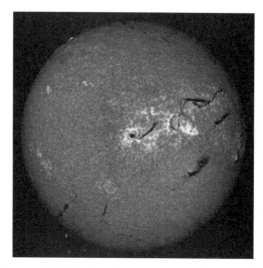

这是太阳在 H-alpha 波段时空的照片（H-alpha 波段是一个狭窄的红色光波段）

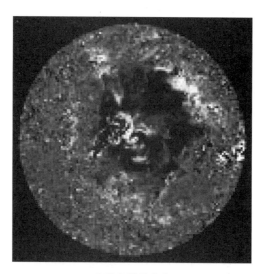

不同波段的太阳

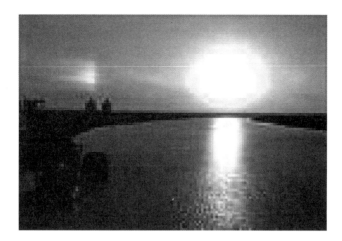

人类肉眼看见的所谓正常的太阳

可见，不同时空的太阳颜色是不一样的，这就是时空的差异。

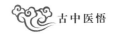

论古中医之辨机论治理论体系

　　本文是笔者1995年研究病机19条时的随笔，有感于现代中医所谓的"证候规范化"研究之弊端而提出的"辨机论治"的理论命题，类似于民间中医高手的"知常达变"，但已经理论化、系统化了，不同于老中医们的经验化。同时，现代中医研究一味宣扬自己是什么"整体观念""辨证论治"，似乎只有中医是这样，其实西医何尝没有"整体观念""辨证论治"？中医又何尝没有头痛医头、脚痛医脚？我们加的每一味药不都是遵循着"有是证用是药"吗？寒热往来加柴胡、头痛加川芎、上肢痛加羌活、腹痛加白芍等，中医叫作"格物致知"，翻译过来就是分析论、实证论。西医的四大组织、八大系统，是更加精确的"整体观念"，在这么精确的整体观念下的治疗不是更精确的"辨证论治"吗？这么说来，中医是什么？中医有更高明的东西，那就是病机，《黄帝内经》中重点强调"病机19条"，可是又有几人能懂呢？现在有些中医专家宣扬什么中医的病理、体质学说等，其实那就是古中医中病机范畴的内容。而西医也有病机，但是西医的病机和中医的病机相比较，却单调呆板机械得多，为什么？因为中医与西医的物质基础不同（参看《无极之镜》），在这个基础上，我们才有可能谈古中医的辨机论治理论，这就是本文写作的学术背景。当然，这是20年前的东西，只是留此存照而已。

　　一、辨机论治是中医人身科学辨治理论的最高境界，充分体现传统中医理论动静结合、时空统一的系统论思想，是中医证候规范化的圭臬，具有精湛深邃的内涵。

　　辨证论治是传统中医理论独特的诊治方法，是中医理论精华的重要组成部分。在疾病的诊治过程中，辨证与辨病相结合，在全面、重点辨析四诊征象及天人相应的基础上，运用传统中医理论进行分析、推理，去伪存真，由表及里，由标到本，由局部到整体，得出疾病证候或证型的诊断，明确证机并立法处方，从而循证求治。但辨证论治仅是中医辨证的基本要求，而在辨证论治中做到知常达变，则是临床辨证的更高境界。公式化、机械封闭的思维模式难以体现中医辨证的合理内核。在临床具体运用时，除遵法以外，有时更需要的是"圆机活法"，常中求变，这样才能真正体现中医辨证学的实质和灵魂，因此，临床中"求变"比"知常"更为重要，也就是说，掌握疾病本质的动态变化比疾病的正常发展规律更为关键和重要。

任何一个病证都有其基本发展规律，可因体质、年龄、性别、发病季节、地域、病的先后阶段等表现出一定的差异，同时，病与病之间可以错杂相见，新病与宿疾亦可重叠，从而形成了证与辨证的复杂性与多变性。首先，证具有变异性，在疾病发展过程中，证并不是一成不变的，随着时间的推移，此证可以转化成彼证，证候具有时相性，在急性病中，甚者旦夕可变。掌握证势、病势，对掌握证候的变异规律极有好处。所谓"证势"，指一种证向另一种证或若干种证型转化的一般趋势，如气郁证可以转化为气火证、痰气证等。由于证势在很多情况下尚不足以把握疾病的转归，必须兼顾"病势"。所谓病势，是证势的特殊规律，指某些疾病的证型转化有自己的特殊趋势，如痹证日久可致气血不足，肝肾亏虚，或津凝为痰，络脉痹阻，以致痰瘀交阻于骨节之间，导致骨节畸形肿痛，屈伸不利。其次，证有交叉性。很多疑难杂症病情复杂，均表现有证的交叉，如内伤脾胃病的中虚湿阻与肝木乘土多为因果，其辨析要点有两个方面，即从症状上分清主次，从病机上把握因果关系，以确定证与证之间的轻重缓急，明确治疗的先后主次；对某些夹杂证候，还可以脏腑的滋生关系来掌握辨治重点，如肺肾阴虚重在治肾，脾肺气虚重在治脾。再次，证有夹杂性，既可同时患有数病，也可见于同一疾病，如合病（起病即二经、三经合病）、并病（一经未愈，又出现另一经证候）等。其辨治要点是"间者并行，甚者独行"，把握标本主次，或标本兼顾，或突出重点。交叉性是指互相有联系的两种以上证候在病机上有因果关系，而夹杂性是各证之间无内在联系，但两者在治疗原则上是一致的，即确定证的轻重缓急，明确治疗先后主次。最后，证具有非典型性，指某一证应该出现的特异性表现在程度和数量上不足，与常见的、典型的症状和体征不全符合，非典型证包括初期性证、过渡性证、隐伏性证与轻型性证。初期性证，指疾病初起阶段特有症状尚未显现，缺乏差异性。如风温、悬饮、肺痈初期均可有风热犯肺证的过程，但病情特异性不明显，应结合辨病诊治。过渡性证，又称临界性证，是由一证向另一证转化过程中出现的证候，如胃脘痛，喜热敷，同时又有口干苦，舌红，属于寒热并见的过渡性证，既可进一步热化，也可转从寒化，必须及时抓住病机演变趋势诊治。

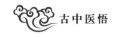

隐伏性证，又称"潜证"，其特点是临床症状极少，甚至缺如，对此应从病史、体质、个性、嗜好等细微处探索，根据疾病的基本病理特点进行辨析。如哮喘、癫痫等具有发作性特点的疾病，在缓解期除对现有一般情况进行辨证外，还可通过追溯病史、了解发作时的病情，并联系疾病的基本病理进行辨证。轻型性证，指构成证的临床表现虽存在质的差异，但由于严重程度不著，或因非常严重而出现阴阳格拒，缺乏典型性。

可见，证的变化规律非常复杂，证的四性使准确、精确辨证本身变得非常困难，不具备深厚理论功底和丰富临床经验就难以掌握疾病变化的根本规律，为了提高辨证的精确度，加强证的预见性，这就促使我们深入证的本质。事实上，证是中医体系下疾病发展过程中不同阶段的不同病理概括，但疾病是变化的，变化的过程中可以发生多个不同的证型，或单一或共存，所以贯穿疾病发展整个过程中的本质病理变化并不是证，而是病机，即阴阳五行升降出入运动的失和。

辨机、辨病和辨证是三种不同的认识疾病的方法和过程。辨病可以揭示疾病的特殊矛盾，有利于认识和掌握病变发生发展的特殊规律。辨证可以揭示疾病阶段性的主要矛盾，但是不能完整体现疾病的根本病理变化。而辨机论治是中医治病的最高境界，辨机是掌握疾病发生发展全过程的动态根本病理变化，具有全面和精确的特点。直接针对疾病产生的动态机制予以纠正，恢复人身生机，即张仲景所说的"阴阳自和"之机。辨证、辨病只体现了疾病全过程中的某一阶段病理变化的静止空间结构，是病证片段；而病机则充分体现了疾病发展、演化、转归及论治全过程静止与运动、局部与整体、时间与空间的有机统一。也就是说，生机（藏象气机与神机）是中医人身科学根本决定因素及合理内核；病机是人身疾病的决定因素和合理内核；抓住了生机，就抓住了养生的真谛；抓住了病机，就抓住了病证实质，治疗就有了更强的针对性和精确性。因此，辨机论治是中医临床及基础理论研究的核心与重点。

二、辨机论治的理论核心是神机气立，空间构架是藏象经络，时间结构是升降出入，气交气化是基本运动形式。

运气学说是中医藏象升降出入和的理论源泉。运气学说认为，升降出入运动是运气的根本规律，故《素问·六微旨大论》曰"升降出入，无器不有"，"无不出入，无不升降"。所谓升降，是指系统结构内的升降；出入，指系统内与系统外之间的气交运动。升降实质是阴阳五行的升降运动，即升清阳，降浊阴。升降运动即包括气交变的运动形式，也包括五运六气的司天在泉间气六步的迁正、退位等运气的重要规律。《素问·六微旨大论》曰："高下相召，升降相因，而变作亦。""上下之位，气交之中，人之居也……气交之分，人气从之，万物由之。"而气交变运动具体就是"寒湿相遘，燥热相临，风火相值"。运气理论认为，生命在于运动，运动产生气化，升降出入是气化形式的集中体现，故《素问·六微旨大论》曰："出入废则神机化灭，升降息则气立孤危，故非出入，则无以生长壮老已；非升降，则无以生长化收藏。"说明升降运动停止，则一切生命活动都将停止。气化是物化的基础，物化统一于气化，气化主要包括六化，即风化、热化、火化、湿化、燥化、寒化等。在六化基础上又产生了各种气化形式，如司天、在泉、间气等。故《素问·五常政大论》说："气始而生化，气散而有形，气布而蕃育，气终而象变，其致一也。"气化与升降的正常运行是因为天地人系统内部的自动调节平衡机制，平衡的主要内容是阴与阳、动与静、水与火、燥与湿、刚与柔、寒与热、升与降、出与入、表与里、虚与实等，实质是阴阳的动态平衡，即阴阳的互根、互感、互动、互化、互克等。

不但存在平衡的状态，而且还存在维持动态平衡的自平衡能力，亢害承制是运气平衡机制的基本原则，主要包括气的太过或不及化为平气的机制，胜复淫治之间的制约以及郁发气之间平复等三大自衡机制。这种自衡机制正是张仲景所说的"阴阳自和"理论，也就是老子所说的"万物负阴而抱阳，冲气以为和"的理论。故阴阳五行最稳定的自平衡状态是升降出入和状态。同时，周期规律也是升降理论的精髓之一，《素问·气交变大论》说："五运更治，上应天暮，阴阳往复，寒暑相随。"所谓"天暮"，指地球绕太阳运行一周，月亮绕地球运行一周，说明五运气化周期，阴阳往复、寒暑变迁周期，都与日、月、地运行周期有关。其中，最主要、最常用的干支六十年周期即是以冬至点为参照系的日月地等天体最小相似周期742.1个朔望月，即六十年零三天，这是干支六十年甲子准周期的主要天文机制。不但有正常气化周期，而且还有异常的气化周期，即所谓常、变周期。常周期属于主运主气周期，反映常规气化，即一年从大寒开始的风木、君火、相火、湿土、燥金、寒水的固定周期。变周期属于客运客气周期，反映特殊气化，太过不及周期、胜复淫治周期、郁发周期、五音建运太少周期、迁正退位周期等。常周期主要循环于一年内，而变周期则往复于一年、数年甚至数十年间。五运

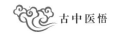

周期为变周期的基本周期，而甲子六十年周期是变周期的超长周期，几乎囊括全部特殊周期。可见，以升降出入和理论为空间结构运动原理，以气化理论为基本运动方式，以周期理论为时间结构运动规律的运气学说，是中医人身科学升降出入和理论的重要天文机制和背景。

中医藏象理论的精髓在于五脏神机的升降出入和运动。以脾胃居中，心肾分居上下，肝肺各居左右的藏象模型，象天道而左升右降。心肾是升降的根本，肾是升降的原动力。坎阳发动，肾水上济心火，则脾转肝升；心火下温肾水，则胃转肺降，于是水升火降，坎离交泰，从而完成左阴升，右阳降，左温升，右凉降的气化过程。即在肾阳命火的发动下，中土枢轴转动，致使肝、脾、肾温升而心、肺、胃凉降。肾阳为坎中之阳，乃一阳陷于二阴之中，即三昧真火，左温升全赖此火种；心阴为离中之阴，乃一阴舍于二火，为人身真水，得坎水之济而下荫，右凉降全赖于此，心肾水火升降为先天一太极。脾胃是升降之枢纽，升降化源在于脾胃，一为阴土本湿，一为阳土性燥，燥湿调停，中气得以化源；元阳发动，枢轴始运转，脾升肝才升，胃降肺始降，脾胃升降为后天一太极。肝肺是升降的翼佐，肝藏血，肺藏气，肝肺升降实为气血的升降，一左一右如两翼，肝主疏泄，以升为主，肺主宣降，以降为主，故温升赖肝木，凉降靠肺金。可见，人身藏象的升降平衡取决于心肾水火的既济，脾胃燥湿的调停，以及肝肺气血的协调。而经络、营卫之气也是阴阳相袭、首尾相贯的升降循环。

虽然藏象升降总的璇玑是肝、脾、肾主升，心、肺、胃主降，但是，每一藏象自身也包含着升降出入运动。如肺主宣发和肃降，既主升又主降，以降为主；肝主疏泄，既主升又主降，以升为主；心主血脉，心气驱动血液循环周身，上达头面而供养神明，具有升的一面，同时又下温肾水；肾主潜藏、纳气，又上济心火。五脏出入的通道是五脏本身及与其相表里的六腑吐故纳新的过程。可见，五脏中每一脏都同时具有五脏的升降出入和功能，这是五行互藏的全息理论所决定的。

藏象系统升降出入运动失常是导致疾病发生的根本机制。人身藏象升降失常主要有三大病机特点：一是水寒土湿木郁证，即脾土阴湿，肝木郁滞，证属肾阳衰微而致中寒脾湿，己土不升，水木俱陷之病机。水寒系命火不足，导致气机升降失去原动力。土湿为火不暖土，脾湿阳陷，中轴失运。木郁则肝失升发，胆火不降。木郁是水寒土湿的结果，水寒土湿木郁则导致肝、脾、肾气机失常，其特点是先后出现肾阳衰微、脾湿水泛及肝郁气滞之证，可采用暖水燥土疏木法治疗。二是火炎胃燥金逆证，即心火上炎，胃土燥，肺气上逆。证属心火上炎、心液暗耗，导致中焦胃燥，戊土不降，火金皆逆病症。火炎系心阴不足，心阳无靠，不能下温胃土及荫润肺金，导致肺胃失降。胃燥为胃津液不足，胃气不降。胃虽燥土，然本性喜润恶燥，胃为燥土是与脾为湿土相对而言，过于燥化则胃气上逆，进而影响肺胆下降。金逆为肺气不降，因心火上炎之故。胃燥金逆则导致升降失常，主要表现为心、肺、胃降机失职，其特点是先后症见心阴亏损、胃燥上逆及肺气不降之证，采用清心润土凉金法。三是上热下寒证，肾水不能上升既济心火，心火不能下降温煦肾水，各自为政，则表现为上焦火胜、下焦寒胜的病机特点，采用清上温下、升清降浊法。

某一藏象升降出入运动的失常也是疾病发生的主要机制，主要有以下三个方面：一是升之不及多虚，降之不及多实。指升降当升不升，当降不降，源于藏气的盛衰，如肝气虚疏泄无力，脾气虚清阳不升，甚则气陷，心气虚则血运无力神弱等，可见升之不及多导致虚证，也可导致本虚标实证，如脾虚湿困证等。而降之不及多产生实证，如肺失清肃，气不得降，肺失通调，水道不肠；心火不降，扰乱神明等。二是升之太过偏实，降之太过偏虚。指升降之度超过正常，升之太过多为脏腑机能偏亢引起，常导致阴阳气血逆乱，与各种实性厥证和血证有关。降之太过多为脏腑功能虚衰之故，如肺气降之太过，失于治节，可产生高源无制水液下趋的遗尿等证，胆虚降之太过，不能主肝的正常疏泄，使疏泄无度，气血耗散。可见，降之太过多产生虚证。然而，升之太过也并非全属实证，如肝肾阴虚、肝阳上亢证，属下虚上实证。三是升降反作，多虚实夹杂，指升降不顺其常，当升反降，当降反升，形成了脏腑之间升降紊乱，故表现症状复杂，多为虚实夹杂证候，往往导致清浊相干病机。所谓清浊相干，《灵枢·阴阳清浊》说："清浊相干，命曰乱气。"所谓乱气，张景岳说："浊之清者，自内而出，故上行；清之浊者，自外而入，故下行，一上一下，气必交并，二者相合而一有不正，则乱气出乎其中。"这是由于脏腑升降反作导致的病机，各脏腑之间均可发生。主要有脾胃清浊相干和肺肾清浊相干两种。脾胃升降失常，清阳不升，浊阴不降，形成清浊相干病理最为典型，如《素问》中的飧泄、膜胀；《灵枢》中的大悗、霍乱等。如李东垣发现"阴火"正是由于清浊相干病机所致，可见脾胃清浊相干可产生各种病机变化。肺肾清浊相干主要表现呼吸吐纳的障碍。清浊相干病机还可内涉五脏六腑，外累四肢九窍，轻则营卫不利，水液失

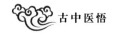

调，重则危及生命。

升降立法在治疗上可分为"上下分治""上下反治""上下同治"三种方法，充分体现了辨机论治的精神实质。在脾胃方面，注意燥湿和调、温升脾及凉降胃的关系；在肝肺方面，注意气血和调，条达气机；在心肾方面，注意水火既济；在方药上，注意权衡寒热升降比例、药量；在配伍上，利用藏象生克规律，调节升降出入和，还要注意性味、归经以提高升降出入的力量；此外，还应利用天时、地利、人情的升降出入机制以提高疗效。总之，藏象的升降出入和必须注意调整阴阳，这是辨机论治的根本所在。

辨机论治是中医人身科学辨治理论的最高境界，充分体现传统中医理论动静结合、时空统一的系统论思想，是中医证候规范化的圭臬，具有精湛深邃的内涵。辨机论治的理论核心是神机气立，空间构架是藏象经络，时间结构是升降出入，气交气化是基本运动形式。其实，在中医证候理论中，证是病机的阶段性、静止性的空间结构，候是病机的连续变化、变异的时间结构。如《黄帝内经》中"道之所始，候之所生""三日为一候"等思想，与寒暑变化、节气推移、五时运行有密切关系，说明了候的时间特性。只是现在的中医在研究证候理论时只注重那个"证"，却忽视那个"候"了，所以导致现在的研究变成了证型研究，而不是证候研究了。差之毫厘，谬以千里。

用药体系可参考《汤液经法》与桂林古本《伤寒杂病论》。

藏象气机升降出入

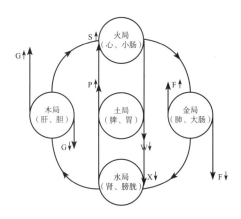

藏象气机升降出入和图

人生天地间，印得一气闲，呼出心与肺，吸入肾与肝。

先天八卦图是太阳系黄道图，而后天八卦图则是地心说的视黄道图，古中医称之为日缠，日缠图即是后天八卦的排序。坎离水火分立两极，左木右金排列东西，艮坤一气皆为土，艮脾坤胃升降转，木升金降，水火既济，温热寒凉，五行一气回旋，阴阳大衍，形神相印，天人一体。

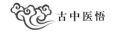

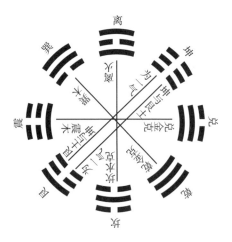

九宫飞星，顺逆浮潜，人神随日缠、月建而动，生机氤氲，病机暗藏。

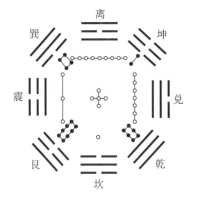

古中医与丹道修炼

古中医的层次与丹道气功的层次基本是一个境界，古印度的《五十奥义书》也是这个境界，基督教的旧约、佛家的小乘、道家的三界、儒家的仁学、伊斯兰教的真主，都是这一个层次、境界的法门。天地一大宇宙，人身一小宇宙，其实这个大小都是相对而论的。谁说人身小宇宙就没有天地大宇宙大，天地大宇宙就没有人身小宇宙小？如果进入那个时空，就会发现，其大也是无外，其小也是无内。时空很复杂，生命形式也很复杂，世界境界更复杂，时空尺度更大（详见《无极之镜》）。

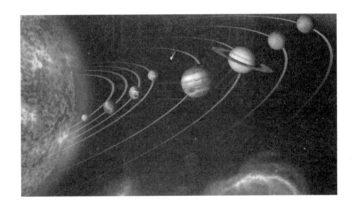

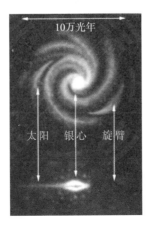

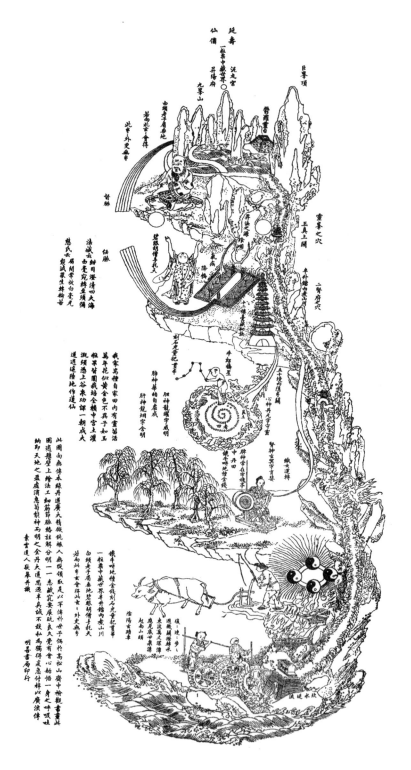

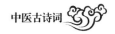

中医古诗词

天地设位

青山不墨千秋画，绿水无弦万古琴；

阴阳无为五行书，天地幽幽一玄空。

不识庐山真面目，只缘身在此山中。

学医不通易，无异九流术！

江山秀·医易同宗

静里看《易经》，读《黄帝内经》朦胧；

《伤寒》一残卷，飞星弄人影，

凭一笑，

千古风月只匆匆。

医易本同宗，何如分伯仲，

玄空。

七曜九星论纵横，知否其中？

太极

千古流传一太极，阴阳五行数天机；

日月周流历法度，不过地球太阳系。

定风波·五运六气

莫道中医无真机，岂止系统与全息；

天文历法定周度，时空一统藏象立。

日月五星造人身，

真趣！

一腔气血一神机。

医易同源四时令，干支运气天地醒，

五行；

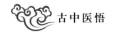

七曜九星立轨度，阴阳定。
回首向来悠悠处，
谁悟？
看尽短长看象数。

渔家傲·千年中医

春去秋来任风雨，白驹过隙无留意。
五行流转阴阳换，千年中医，神去机息经络闭。
浊酒一杯思万绪，燕然未勒无归计；
斗转招摇又指寅，五色满眼看尽趣。
人不寐，穷本究源需我辈。

满庭芳·中医

日月周流，四时朔望，千古羲黄一脉长。
五星顺逆，聊共与天荡。
多少卢扁旧事，空回首，幽幽绝唱。
五行外，一轮阴阳，七曜九星旁。
入世，毁中医，绝灭运气，盲人论象。
各执一伤寒，火神当凉。
此间谁述衷肠？
负阴抱阳，当须自强！
放眼处，医道煌煌，一事一文章。

清平乐·中医当自强

岐黄当年，医道人共仙。
史前内外经数篇，
五千年，自修炼。
如今西医猖狂，
乱我汉唐法章，
中医当需自强，运气就是方向。

小重山·谁听

暗夜无眠心事惊，
惊回千古梦，已三更。

微步独自徘徊行，
人寂静，
窗外月无情。
独筹为阴阳，
星辰考五行，
缘数生，
欲将心事付古筝，知音少，
此弦有谁听?

渔家傲·修德

万水千山凡间渡，
一尺红尘登天幕。
当年宏愿浑不顾，
成陌路。
长恨此身非我有，
百年咫尺是悠忽。
一花五叶凭空术，
秘语无说灌醍醐。
君知否，
分明忘却来时路。

定风波·中医江湖

暗笑江湖声声乱，
各人推波且助澜。
秃笔草根三指禅，
谁信?
一纸中医一心酸。
本是同根何相煎，
为难。
自古阴阳是根本。
千载中医一火神，
当真?
不化云烟即化尘。

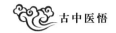

研究古中医，需要我们静下心来，潜入其中，浸淫其心，躬行其身，深入浅出，先博古后通今，去名利之心，修浮躁之意，如此，才可能出切实成绩。一味哗众取宠，咬文嚼字，沽名钓誉，只会贻笑大方，欺人欺己，于个人无所谓，于古中医确是大不幸！

易医的论题，老生常谈了，逻辑上，二者其实没有什么你先我后的渊源，但它们都是阴阳五行的子孙确是不争的事实，这个阴阳五行是中华古文明的精髓与核心，一切都是由阴阳五行而繁衍出来的，无论是四柱、六爻、九星、太乙、六壬、奇门、紫薇、堪舆，还是运气、经络、藏象、子午、灵龟、归经，或是建筑、农工、水利、天文历法、古算学、炼丹术等，无出其右！

阴阳五行绝对不是什么哲学的方法论、认识论，而是切切实实的东方科学！国学！阴阳就是古日地学，五行就是太阳系的古行星学！

暂不多说，只说说阴阳，首先，太极图是如何画出来的？读过《周髀算经》的人都知道，按照其中二十四节气的圭表影长逐步连接起来，就是一副太极图！八卦是如何画出来的？古人最聪明的是完全不自觉地应用了全息术，他们不用造强大的天文望远镜，也不用建造昂贵的航天飞机，也不用复杂的数学计算，只需要通过月亮绕地球的公转而全息地知道了地球绕太阳公转的规律，从而在月相上画出了先天八卦的顺序，即黄道的阴阳规律！

那么，后天八卦呢？以太阳为中心，地球绕太阳是公转，那么以地球为中心，太阳也是围绕地球公转，假设地球不动，每天太阳的日出日落就是太阳绕地球的公转！这样，后天八卦的顺序就画出来了，既赤道轨迹的阴阳规律！

有人说，你这个观点是错误的，地球根本就是绕太阳转的，地心说是错误的，其实我们人类居住在地球上，而不是太阳上，如果按照牛顿力学的平行四边形法则，计算力的时候，应该是以地球为中心的，什么理论都没有绝对的坐标，现代西方科学的试验里经常将模型理想化，而我们的古中国人早就会这个方法了。

阴阳，现代学者解释时，总是说一些哲学语言或经验性的白话，其实就是太阳光照射在地面的量与角度的变化而已，总的说就是能量。那么，什么是能量？中医人却并不知道，按照现代科学的解释，能量包括电、磁、热、光、粒子五大部分，这五部分综合表现为阴阳的运动规律！我们在地面立一个圭表，阴阳立刻出现，阴面的电、磁、热、光、粒子要比阳面的电、磁、热、光、粒子少。不同角度、不同的辐射时间、不同的辐射强度，都会导致不同的阴阳量的变化！我们用干支表述阴阳定量与定性，这不是科学吗？！

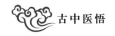

"风火相值，燥热相临，寒湿相遘" 运气解

十二地支正化、对化六气，即风寒暑湿燥火六气耳。

子午少阴君火，卯酉阳明燥金，互为司天在泉、对间，此即燥热相临；
寅申少阳相火，巳亥厥阴风木，互为司天在泉、对间，此即风火相值；
辰戌太阳寒水，丑未太阴湿土，互为司天在泉、对间，此即寒湿相遘。

运气常数与变数

　　古中医的精髓是阴阳五行，而这个阴阳五行不是哲学里所说的意识形态领域里的思辨产物，而是有其物质基础的。我的古中医中心观点，古中医是太阳系的人体科学体系，可能有人会觉得可笑，古中医理论怎么能与太阳系扯上关系呢？还是那句老话，日月五星就是阴阳五行的物质基础，具体机制我会用定量的方法写出来的。阴阳五行的理论渊薮解决了，河图洛书就解决了，因为河图是阴阳的图，阴阳是河图的数，洛书是五行的书，五行是洛书的数，我们只知道阴阳有八卦六十四卦，却不知道五行也有自己的术数体系，即洪范九畴，其实在上古书籍《尚书》中即有洪范九畴的说法，但是没有几个人能解释清楚"洪范九畴"是什么意思，其实就是五行的数，如同阴阳的数是六十四卦，一切法术皆象数之法，有象有数，这个数就是阴阳五行，象就是河图洛书。可见，河洛与阴阳五行一样，也是有日月五星的天文机制，整个古中医的基础理论的物理机制明确以后，其他的应用技术就成为有水之源，就不是所谓的"迷信"了，所谓迷信是因为不懂才滥说的无知。而阴阳五行是理论基础，如同数学的基础体系，数学的工具是数字，没有数字，就没有数学。同样，阴阳五行（河图洛书）体系是古中医乃至整个国学的基础理论体系，而天干地支就是阴阳五行的数字工具，没有干支，我们是弄不懂阴阳五行体系的，如同没有数字我们就无法弄懂数学体系一样。这就是整个古中医的理论基础构架。古中医是在五运六气的天地之气作用下，形成的中医人身科学理论。数学是现代科学的基石，阴阳五行是国学的基石，物理、化学等应用技术是数学的具体应用，而四柱、太乙、六壬、奇门、堪舆、斗数等就是阴阳五行的具体应用技术。

【原文】

　　辛巳、辛亥岁，上厥阴木，中少羽水运，下少阳相火，雨化风化胜复同，邪气化度也。灾一宫，风化三，寒化一，火化七，正化度也。其化上辛凉，中苦和，下咸寒，药食宜也。

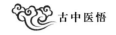

【分析】

1. 辛巳、辛亥岁：丙辛化水，辛属阴，故辛年的中运为少羽水运。

2. 巳亥之岁，厥阴之岁，故上司天为厥阴风木，下在泉为少阳相火。

3. 少羽水运，水不足，土侮之（不是土克之），此为胜气；土侮水，水之子木气来复而克土，抑制土气，即复气为木气风化，胜气为土气雨化，故曰"雨化风化胜复同"。此为变数，不是常数，故曰"邪气化度也"。

4. 运气常数：需明确九宫之术，因为少羽水运，水不足，生数为一，故一宫有灾。一宫常数为中原北部，大约河北、内蒙古、甘肃一带。一宫变数为九宫的顺逆飞星分野，随星而定（下同）。

5. 风化三：厥阴风木司天，巳亥为阴数，三为生数，故曰风化三宫。三宫空间为广东、四川、河南等地，时间为春分前后四个节气。

寒化一：丙辛化水，辛年为阴，一为生数，故水运（中运）为少羽，故曰寒化一宫。一宫空间为中原北部，大约河北、内蒙古、甘肃一带，时间为冬至前后四个节气。

火化七：司地（在泉）为寅申少阳相火，寅申为阳数，七为成数，故曰火化七宫。七宫空间为中原南部，大约云南、贵州一带，时间为夏至前后四个节气。

此为司天、司地、中运的正常太过或不及，未曾涉及五运六气的胜复之气，不是变数，而是常数，故曰正化度也。

6. 经文曰："必折其郁气，资其化源，赞其运气，无使邪胜。岁宜以辛调上，以咸调下，畏火之气，无妄犯之。用温远温，用热远热，用凉远凉，用寒远寒，食宜同法。有假反常，此之道也。反是者病。"

上为厥阴风木司天，木气不足，故金乘之，金气味辛气凉，故其化上辛凉。

中运为少羽，不足之水运，土乘之，火侮之，土气味甘中和，火气味苦，故曰中苦和，主运土气乘之，客运火气侮之。

下为少阳相火司地，火气太过，唯有水气味咸气寒，故曰下咸寒。

药食宜也，药物与食物最适合改变人身阴阳五行之气了，因为药物、食物就是吸收天地阴阳五行之偏气以成，以偏治偏。

《道德经》之天象

　　道生一，这"一"既是天理，也是数理。道者，天地日月循环之轨迹。一即是道，道即是一，无极而太极，白话就是根据古运气理论之橐籥宇宙模型，形成太阳系地球围绕太阳旋转的黄道轨迹。一生二，地球围绕太阳旋转，在地球上，即形成两大极限区域，南北回归线之间的地域天空，对于古中国来说，南回归线是冬至线，北回归线是夏至线，一寒一热，一阴一阳，此即一生二，太极生阴阳两仪而已，这是天地之至理也。有了天地，有了阴阳，电闪雷鸣，原始海洋，大气升降，于是氨基酸、蛋白质就一系列地形成，就有了生命圈，自此天、地、人三才形成，二生三也。地球上有了人，就有了万物。

　　可见，一到九，既是数理，更是天理。

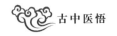

"五十营与天周"之天象

至于"五十营与天周"之关系，《灵枢》中的天文数学关系是错误的，请各位看看下面这段文字有什么异样？

黄帝曰：余愿闻五十营奈何？

岐伯答曰：天周二十八宿，宿三十六分；人气行一周，千八分，日行二十八宿。人经脉上下左右前后二十八脉，周身十六丈二尺，以应二十八宿，漏水下百刻，以分昼夜。故人一呼脉再动，气行三寸，呼吸定息，气行六寸；十息，气行六尺，日行二分。二百七十息，气行十六丈二尺，气行交通于中，一周于身，下水二刻，日行二十五分。五百四十息，气行再周于身，下水四刻，日行四十分。二千七百息，气行十周于身，下水二十刻，日行五宿二十分。一万三千五百息，气行五十营于身，水下百刻，日行二十八宿，漏水皆尽脉终矣。所谓交通者，并行一数也。故五十营备，得尽天地之寿矣，凡行八百一十丈也。

学院派的经典解释认为，五十营的问题并不复杂：人气在人身一日运行五十周，其推动力是肺的呼吸，循行路线是二十八脉，长度是八百一十丈，所用时间是水注百刻，即现代时间一日 24 小时——地球自转 1 周的时间。日行二十八宿。所以，测定人气昼夜运行五十周的方法就是呼吸定息、水注百刻和二十八宿三种情况。

人气	呼吸	二十八脉长度	水注时间	日行二十八宿距离	现代时刻	日行度数
行一周	270息	十六丈二尺	二刻	20.16 分 （1008÷50） （0.56宿）	28 分 48 秒	12.857 度

人气	呼吸	二十八脉长度	水注时间	日行二十八宿距离	现代时刻	日行度数
行二周	540 息		四刻	40.32 分	57 分 36 秒	
行十周	2700 息		二十刻	180 分	4 小时 48 分	
行五十周	13500 息	八百一十丈	百刻	1008 分（二十八宿一宿 36 分）	24 小时	360 度

笔者认为，其中另有玄机：

其一，按照《灵枢》原文：

1. 下水二刻，日行二十五分。

2. 下水四刻，日行四十分。

3. 下水二十刻，日行五宿二十分。宿三十六分，合 5×36=180+20=200 分

各位读者认为正常吗？成比例吗？

其二，天周二十八宿，宿三十六分；人气行一周，千八分，日行二十八宿。

28×36=1008 分

气行五十营于身，水下百刻，日行二十八宿，漏水皆尽脉终矣。

1008÷50=20.16 分

而原文说："二百七十息，气行十六丈二尺，气行交通于中，一周于身，下水二刻，日行二十五分。"20.16=25？何故也？

错误明显，就是有人误读误解。古人今人皆如此。

理解这段经文，需要掌握一个上古中国天文常识，即水漏百刻与天象的对应机制。其实也很简单，上古中国天文认为，每日 12 个时辰 24 小时，水下百刻，与日绕地的视运动一周 360 度对应，将 360 度平分为 100 分，与水

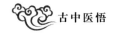

漏 100 刻对应，天象 1 分 =1 刻水漏 =3.6 度，1 度 =1/3.6 分，28 宿 =360 度，1 宿 =360/28 度 =100/28 分 =3.57 分 =3.6 分。这就是时空的对应天象机制。这是古中医的天文事实。

再看原文，句读完全是错误的，其中还有衍文：

天周二十八宿，宿三十六分（应为三点六分，实为三点五七分）；人气行一周，千八分（应为 100.8 分，实为 100 分，1008 分根本无天象学基础），日行二十八宿。人经脉上下左右前后二十八脉，周身十六丈二尺，以应二十八宿，漏水下百刻，以分昼夜。

故人一呼脉再动，气行三寸，呼吸定息，气行六寸；十息，气行六尺。
日行二分，二百七十息，气行十六丈二尺，气行交通于中，一周于身，下水二刻；
日行二十五分（应为四分），五百四十息，气行再周于身，下水四刻；
日行四十分（应为二十分），二千七百息，气行十周于身，下水二十刻；
日行五宿二十分（应为一百分），一万三千五百息，气行五十营于身，水下百刻；
日行二十八宿，漏水皆尽脉终矣。
所谓交通者，并行一数也。故五十营备，得尽天地之寿矣，凡行八百一十丈也。

"三年化疫" 理论的天机

黄帝问曰："刚柔二干，失守其位，使天运之气皆虚乎？与民为病，可得平乎？岐伯曰：深乎哉问！明其奥旨，天地迭移，三年化疫，是谓根之可见，必有逃门。假令甲子刚柔失守，刚未正，柔孤而有亏，时序不令，即音律非从，如此三年，变大疫也。详其微甚。察其浅深，欲至而可刺，刺之当先补肾俞，次三日，可刺足太阴之所注。又有下位己卯不至，而甲子孤立者，次三年作土疬，其法补泻，一如甲子同法也。其刺以毕，又不须夜行及远行，令七日洁，清静斋戒，所有自来。肾有久痛者，可以寅时面向南，净神不乱思，闭气不息七遍，以引颈咽气顺之，如咽甚硬物，如此七遍后，饵舌下津令无数。"

1. 何谓刚柔？
2. 何谓失守？
3. 何谓"三年化疫"？
4. 何谓"根之可见"？
5. 何谓"天虚"？

刚柔：确实是阳干与阴干，但有天甲子与地甲子的对应关系。

失守：定性的说是太过和不及，但是怎么太过和不及就是定量的问题了？这其中涉及1年1司天、1年2司天、1年3司天等复杂的内算术了，这是古中医的秘中之秘……

三年化疫：每年不是太过，就是不及，或是运气组合而成的所谓平气，其实就是两种可能，即太过与不及，但却不是年年都有"三年化疫"的说法，这是为什么呢？正是天地二甲子的计算方法……所以，只能算出2003年有SARS，2008年却没有，这是定量的计算，与太乙甲子天数也有密切的关系。

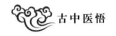

根之所见：掌握了司天司地的计算技术，就看见了古中医的天机之根了。

天虚：除了天虚，还有地虚，主要分为天虚地不虚、天不虚地虚、天地皆虚、天地皆不虚四种情况，这与地支的正化、对化有密切的关系。

关于 H₁N₁ 流感病毒的古运气机制探讨

经过古运气计算，丙戌刚柔失守，司天刚干失守，下柔不可单独司地，中丙水运就不能按照太过计算，不可执法而定之。乙酉年司天布天有余，而失守上正，司天与司地不能契合，夫妻刚柔不配，天地不合，即律吕音异，如此即天运失序，后三年戊子或己丑变疫。若要详其疫情内伏微甚，治愈可能性的大小，需要详细计算，涉及太乙、九宫等计算技术，很复杂。徐至即后三年己丑，至甚即首三年戊子。

按古运气计算，丙戌阳年太过，乙酉天数有余者，虽交得丙戌年，但乙酉司天阳明燥金尚治天也。地已迁正，丙戌在泉太阴湿土司地，乙酉少阴君火已经升作右间，即丙戌的实际运气格局是司天阳明燥金而司地太阴湿土，我们知道阳明应该与少阴配合，太阳与太阴配合，而现在是阳明与太阴配合，故地不奉天化也。丙戌年的地甲子是辛丑，而天甲子仍是乙酉，所以乙辛相会，水运不论阳年太过如何，一律按太虚不足计算，反受土胜，故非太过，即太簇之管，太羽不应，土胜而雨化，木复即风，此者丙辛失守其会，后三年化成水疫，晚至己丑，早至戊子，甚即速，微即徐，水疫至也，大小善恶，推其天地数及太乙游宫。

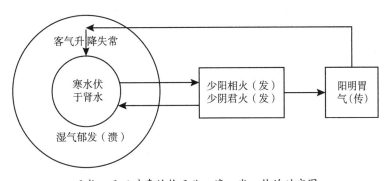

丙戌－己丑病毒结构及伏、溃、发、传的时空图

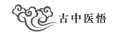

本次疫情病毒，古中医称之为"水疫"。

【发病时间】

《素问·六元正纪大论》说："太阴之政，丑未之纪也。二之气，大火正，物承化，民乃和。其病温疠大行，远近咸若，湿蒸相搏，雨乃时降。"本病病毒的内伏形成从丙戌年开始，从己丑年的 3 月 20 日以后开始溃、发，从 4 月 20 日开始传播，大约到 7 月 23 日彻底失去自然界病毒生存机制。其实，这次的病毒与 2003 年的 SARS 病毒运气结构有极大的相似度，只是靶器官不同而已，SARS 病毒的靶器官是肺，而 H_1N_1 流感病毒的靶器官是肺、肾。没想到却是横跨 1 年，己丑年是太乙天符寒湿年，中执法者，速而危，古人不我欺也。

【发病地点】

己丑，己未岁，上太阴土，中少宫土运，下巨阳水，风化清化胜复同，邪气化度也。灾五宫，雨化五，寒化一，正化度也。

这次疫情的发病地点是在与中国同居北半球的北美的墨西哥、美国、加拿大等周边国家，甚至传播到亚洲，我国邻近国家韩国，甚至中国香港及台湾地区也有疑似病例，但基本上都是北半球的大致同纬度地区，这为病毒的运气形成机制提供了空间基础，气候的大致变化提供了时间基础。据预测，可能会在我国的江苏、安徽、江西、河北、甘肃等地区会有病毒的不同程度暴发，但是由于国家已经采取了严密的防范措施，应该不会造成大的疫情播散。

但为什么这次是以墨西哥为中心暴发？机制有待进一步研究，这与宇宙空间的天体大爆发所释放的大量宇宙射线也有密切的关系。由于文章篇幅所限，这方面的机制以后会专篇论述。

【H_1N_1 流感病毒治疗方法】

1.刺法：当先补心俞，次五日，可刺肾之所入。慎其大喜欲情于中，如不忌，即其气复散也，令静七日，心欲实，令少思。

2. 轻者按照少阴病治疗：少阴病始得之，反发热，脉沉者，麻黄附子细辛汤主之。尺寸俱沉细者，少阴受病也，当五六日发。以其脉贯肾，络于肺，系舌本，故口燥舌干而渴。圣散子方或麻黄附子细辛汤方。

麻黄附子细辛汤：麻黄 15g，附子 10g，细辛 15g。以水一斗，先煮麻黄减二升，去上沫，纳诸药，煮取三升，去滓，温服一升，日三服。

3. 重者按照少阴两感治疗：两感于寒者，一日太阳受之，即与少阴俱病，则头痛、口干、烦满而渴，脉时浮时沉，时数时细，大青龙汤加附子主之。

大青龙加附子汤：麻黄 30g，桂枝 15g，甘草 20g（炙），杏仁 40 枚（去皮尖），生姜 20g，大枣 10 枚（劈），石膏如鸡子大，附子 10g。以水九升，先煮麻黄减二升，去上沫，纳诸药，煮取三升，去滓，温服一升，取微似汗，汗出多者温粉粉之，一服汗者，停后服；若复服汗多亡阳，遂虚，恶风烦躁不得眠也。

以上皆人身肾经元气不足，外感天疫，传经变病，多不可治，不知人者，六日死。若三阴三阳、五脏六腑皆受病，则荣卫不行，脏腑不通而死矣。所谓两感于寒不免于死者，其在斯乎！其在斯乎！

【现代医学】

现代医学认为，H₁N₁ 流感是由 A 型流感病毒引起的一种急性、高度接触性呼吸道传染病，临床上以突然发生呼吸困难、咳嗽、发热、衰竭，以及不经治疗而迅速康复为特征。H₁N₁ 流感 1918 年首次报道于美国，当时在美国中北部地区的猪群中发生一种与当时人群中大流行的"西班牙"流感相一致，并且由于猪的临床症状和病变与人流感相似，因此将该病称为"猪流感"。据有关历史记录，1918 年至 1919 年暴发的那次猪流感病毒，在全球范围内导致 4000 万人死亡。20 世纪 30 年代，人们才分离出引起流感的病毒，并真正确立了流感在人群和猪群之间的密切关系。该病的主要特点是多暴发，流行过程较快，如无继发感染，康复也较快，一般发病 1 周后即可康复，且该病的流行有明显的季节性，主要发生于秋冬季和初春。而本次猪流感的病毒是 H₁N₁ 型，是由猪流感、禽流感、人流感三种病毒的片段集合而

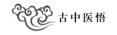

成，与猪无直接关系，在猪身上并没有检测到流感病毒，这是一种变异的流感病毒。

这次流感的主要症状是：发烧，体温升至 38.5℃或更高，并伴有咳嗽，流鼻涕，头痛，肌肉痛，关节和骨头酸痛，疲倦，食物难以下咽，胸腹部有疼痛感，还有一些患者出现腹泻、呕吐甚至眼睛发红症状。猪流感病毒发病率较高，主要通过呼吸道传染，发病时容易与常见的流感混同。此病毒被传染后，一般潜伏期为 2 ~ 7 天，病程 1 周左右，鼻、咽、喉、气管、支气管黏膜充血肿胀，表面覆有黏稠液体。小支气管和细支气管内充满泡沫样渗出液，胸腔、心包腔内蓄积大量混有纤维的浆液。肺脏的病变发生于尖叶、心叶、中间叶、膈叶的背部与基底部，与周围组织有明显的界线，颜色由红至紫，塌陷，坚实，韧度似皮革，脾脏肿大，颈部淋巴结、纵隔淋巴结与支气管淋巴结肿大多汁。

神传古中医

    人生下来就会融入年月日时的时空中，这个时空在国学中称为四柱，其实这四柱干支八字是人神的时间之神，其中日柱的天干是人的主元神，时柱月柱年柱天干分别代表不同时空尺度的时间之神，即神体；而不同时空的地支则代表不同时空的空间之神，即身体。而人体事实上存在的时空又何止年月日时呢？还有纪元章蔀等更大的时空尺度，那么人的神体有多少？身体有多少？不计其数。因为人的生命周期以日计算，故日元为主元神，其余为副元神。

    古中医关于人类起源的学说和理论，其实在《黄帝内经》中早就有详细的论述，例如"上古天真论""四气调神大论""生气通天论""金匮真言论""阴阳应象大论""阴阳离合""阴阳别论""灵兰秘典论""六节藏象论篇""五脏生成""五脏别论""脏气法时论""运气九篇"等。古中医认为，世间万物分为天、地、人三部分，天为形而上之动气，地为形而下之静物，天地之交形成各种生命，即《素问·五常政大论》中提到的五虫，包括倮虫（人为倮虫之长）、介虫（龟为介虫之长）、鳞虫（龙为鳞虫之长）、羽虫（凤凰为羽虫之长）、毛虫（虎为毛虫之长）。

    阴阳系日月，这是《灵枢·阴阳系日月》的定理；五行即五星，这是《素问·气交变大论》的定理。五运是阴阳的五行，六气是五行的阴阳，实则五运六气就是阴阳五行的交变，根据"运气九篇"以及上述诸篇，五运造人的五脏，六气造人的六腑，然后根据全息原理，五脏系统逐渐由一点精神演化至最表面的皮毛，大约10个月的时间（一个黄道周期），先天之神在出生前夕月圆之时注入形体，先天转后天，呱呱坠地，一声啼哭，接通天气，一点胎粪，接通地气，从此五脏神归位，神机是五脏与五运的升降出入与亢害承制，气立是六腑与六气的升降出入与亢害承制。天、地、人合一。所以，《素问·六微旨大论》说："出入废，则神机化灭；升降息，则气立孤危。故非出入，则无以生、长、壮、老、已；非升降，则无以生、长、化、收、

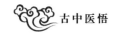

藏。故器者，生化之宇，器散则分之，生化息矣。故无不出入，无不升降。化有小大，期有近远。四者之有而贵常守，反常则灾害至矣。故曰：无形无患，此之谓也。"

《黄帝内经》中有人神随月份不同而归位于不同人身部位的论述，这个人神是人自己的主元神，即道家所说的识神，《黄帝内经》所说的心神，后天清醒的人神；其余四藏神是副元神，即先天注入的神体。根据元神与识神的层次高低，决定此人的层次高低及机缘。这是修炼的境界问题了。古中医是关于天、地、人的医道理论，同佛家、道家、儒家、基督一样，都是关于人体修炼的理论，学习古中医，就是修炼古中医的过程。医道是归于道家的。《黄帝内经》《黄帝外经》是古中医医家的修道之书。孙思邈、葛洪等古中医人物皆是如此修行，道医一家。

修炼古中医的境界，在《素问·上古天真论》中已经明确："昔在黄帝，生而神灵，弱而能言，幼而徇齐，长而敦敏，成而登天。上古之人？其知道者，法于阴阳，和于术数，食饮有节，起居有常，不妄作劳，故能形与神俱，而尽终其天年，度百岁乃去。夫上古圣人之教下也，皆谓之虚邪贼风避之有时，恬惔虚无，真气从之，精神内守，病安从来。是以志闲而少欲，心安而不惧，形劳而不倦，气从以顺，各从其欲，皆得所愿。故美其食，任其服，乐其俗，高下不相慕，其民故曰朴。是以嗜欲不能劳其目，淫邪不能惑其心，愚智贤不肖，不惧于物，故合于道。所以能年皆度百岁而动作不衰者，以其德全不危也。"

德是修炼古中医的根本，神是修炼古中医的层次高低关键。黄帝说："余闻上古有真人者，提挈天地，把握阴阳，呼吸精气，独立守神，肌肉若一，故能寿敝天地，无有终时，此其道生。中古之时，有至人者，淳德全道，和于阴阳，调于四时，去世离俗，积精全神，游行天地之间，视听八远之外，此盖益其寿命而强者也。亦归于真人。其次有圣人者，处天地之和，从八风之理，适嗜欲于世俗之间，无恚嗔之心，行不欲离于世，被服章，举不欲观于俗，外不劳形于事，内无思想之患，以恬愉为务，以自得为功，形体不敝，精神不散，亦可以百数。其次有贤人者，法则天地，象似日月，辨列星辰，逆从阴阳，分别四时，将从上古合同于道，亦可使益寿而有极时。"

从上述论述可以看出，学习古中医实质上就是修行、修炼古中医，谈到

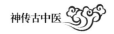

修行就必须要求有德、有神。所以，学习古中医的人必须有悟性。

需要看的书，就是岐黄、卢扁、白氏的《黄帝内经》《黄帝外经》之书，目前只有《黄帝内经》传世，其实"运气九篇"就是部分《黄帝外经》。世人只知训诂，不懂医道医理，竟然认为"运气九篇"是伪作，如果能有这样的伪作，作伪之人必是大医！先精通《黄帝外经》，再学《黄帝内经》《难经》《中藏经》，这是修炼古中医、学习古中医的心法，是提纲挈领之举。笔者的《无极之镜》（阴阳五行干支及一切法术的古日地学、古行星学物理机制）、《天地之机》（古运气相对论的古日地学、古行星学物理机制）、《不朽之身》（古中医人身藏象经络的进化论机制）以及《众妙之门》《天医之门》《中医乱》是修炼古中医心法的一个不成熟总结，不能代表古中医渊薮，只能代表笔者的古中医体系。

修行就是修炼，古中医的修是先学《黄帝外经》，再学《黄帝内经》《难经》《中藏经》；古中医的炼是悬壶济世，检验自己的医术。医家的医术就是道家的法术，医家用针灸、中药布局驱邪治病，而道家是用符箓、咒语及一些功能驱邪，驱邪本身不是目的，只是途径，主要是在炼的过程中认识医道的真理性，从而达到医道医理的层层递进，身心与医理医道的同化，最后达到大德全神，最后像黄帝一样白日飞升，成而登天，这是真实目的。这也是古中医的上乘心法。这一层次，需要看的古书，仲景法商朝宰相伊尹《汤液经法》而成的《伤寒杂病论》《神农本草经》《备急千金要方》《千金翼方》及温病系列，以及笔者的《伤寒之秘》（古中医辨机论治的古运气机制：外感、杂病、瘟疫）。

中医是人身真修行。人是天地之精华，中医不仅是关于天地的大学问，更是关于人的大学问，没有人，只有天地，就不会有中医，因为古中医就是天地关于人的理论与实践体系，天地人之根本就是阴阳五行，日月五星的周旋运动，力场的交感，能量的交流，物质的相互作用……天地的精华、精髓是人，古中医是古中国传统文明中最能体现生命本质规律的理论体系，这是西医无法企及的宝贝。阴阳五行既是天地之机，更是古中医人身之机。

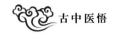

古中医与玄学

许多热爱国学、热爱中医的人有一个似乎正确的共识：不希望中医陷入玄学的陷阱。心情可以理解，不希望中医落入虚无缥缈、之乎者也、事后诸葛、万劫不复之境地，希望中医好起来，强盛起来。但是，这其中有一个隐藏很深的不解：到底什么是玄学呢？这是问题的关键！

"玄"字作为中国古文明的一个核心内核概念被提出来，是在《道德经》中，老子的一句"玄之又玄，众妙之门"，从此不解之人就将一切不明所以的命题、概念，一律称为"玄学"，即为不懂的东西，或不正确的东西。可是，这是因为不懂、不理解而提出的一个逻辑谬论！

其实，这个"玄"字有两层内涵。

一、古中国有一个发达的古文明体系，是以古天文学为基础的，古中国的初民观天所用的天文观测仪器，最古的就是"璇玑"，这是一件类似手镯的中空玉饰，但是其外缘及内圈都是不规则的形状，是按照不同星系的不同运行轨迹而设计制作的不同规格的璇玑仪器，它可以观测斗九星、七政等天体的运行规律，所有天体的运行都是周期性的轨迹，所以叫作"璇玑"，即旋转的机制。

二、大家认为，一切玄学的根子就是阴阳五行，但阴阳五行不是哲学，不是虚无缥缈的感念，不是糊弄人的吃语，而是有其深刻的天文物理机制，阴阳是古日地学，五行是古行星学，五运六气是古相对论（详见《无极之镜》）。这样看来，玄学的根子就是太阳系的天体运行论，这怎么是不着边际的悬乎之学呢？

古中医肇始于古运气学说，没有古运气就没有古中医。《黄帝内经》通篇论述人与天地之间的运气结构的全息，天地之气的气交运行化生成人，以及人身的构造、功能，这就是现代中医所谓的"整体观念"，其实用"全息观"是最确切的论述（上古医圣人称之为"天人合一""参同契"），古中医的藏象经络、病机、中药的性味归经等，无不是古运气的天地造化。古运气的根子就是阴阳五行，所以说，古中医本身就是玄学。

"玄学"就是古阴阳五行之学，就是太阳系天体运行论，不仅包括古中医，而且包括三式、四柱、五行、六爻、七政、八卦、九宫、河图、洛书、堪舆、择日、相学、兵法等，一切以古阴阳五行为根子的文明脉络，就是史家所谓的"子学"。

我们以现代科学逻辑解释古中医的基础理论，是以更古中医为核心，为基础，在古中医的理论背景下探讨现代科学逻辑的可能性，我在《古中医书》中进行这种尝试，其实也是两种文明的翻译过程。

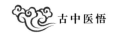

古中医的先验与经验

古中医的渊薮是运气，不管别人怎么反对，我的观点是明确的，没有运气就没有古中医。研究古中医就是研究古运气，古运气是古中医的渊薮，是源头。况且我的研究不是自创，是有所本、有所师。尤其研究学问，要"以德服人、以理服人"，才是正道。

现代科学是从实验室或理论模型中衍生派生而来，我们所熟知的牛顿经典力学、量子力学、麦克斯韦方程、普朗克方程、各种物化学天文学常数、化学元素周期表、天体力学、粒子物理等，都是从最简单的理想化模型一点一点地通过归纳、推理、演绎等方法论而得来，由分析到综合，由简单到复杂，由低级到高级，由静止到运动，这是一个什么过程？其实这就是一个经验的总结过程，只不过是量化了的经验而已，即经验公式体系。西医也是在现代科学体系上发展起来的经验医学，然后在经验的基础上逐渐构筑起数字体系，不断修正、纠正、改正，逐渐符合事实。

回过头来，我们再看看古中医及子学学术体系，它们具有先验性、宇宙发生学特性，之后的所谓发展都是在中医的古籍经典《黄帝内经》《神农本草经》《汤液经法》等的理论与实践框架中，顺流逆流，不过一支而已。现代所谓的创新与发展，也不过是在做一些不知所云的解释与翻译工作而已，可惜，到现在为止，没有任何一家之言能破解中医之谜。这种发生学特性，体现了古中医学术的先验性。

中医经典《黄帝内经》仅13方，《难经》仅数千字。实践重要，但理论更重要，二者是相辅相成的关系，缺了谁都不完整。理论对实践的指导作用是必需的，而实践对理论的验证也是重要的。

中医方剂洋洋洒洒已经数万、数十万张了，掌握的有几人？会用的有几人？翻来覆去还不是那几味中药吗？不要忘记了中医是道，不是术。《黄帝内经》中说，人是倮虫，是自然之道的一种虫子而已，在中医医道的理论体系中，人不算什么，没有什么特殊的地方，只有人把自己看得很重，所以中医的功能不只是治病，更是一种自然之道。

只有不懂理论的人，才极其厌恶理论的研究，以为只要治好病就万事大吉了。想想看，没有天哪有地，没有地哪有人，没有理论哪有实践啊！

自古中医的层次分为四种，即神、圣、工、巧。

望而知之谓之神：不只是看脸色，要看神色，需要特殊的技术。

闻而知之谓之圣：不只是闻二便那么简单。

问而知之谓之工：这是现代中医最常见的"车把式"。

切而知之谓之巧：最低等的技巧，却有人把它当作最高的技术。

网友金谷子："精确的现代天文历算，卫星运行的轨道计算，现代顶尖的西医研究到什么程度？古中医不是存在故纸堆里，而是在眼下的现实里。古今一辙。"

明月：

1. 精确的现代天文计算是日心说，甚至银河系、河外星系、宇宙大爆炸、弦宇宙、暗物质等理论学说，一切理论都不是以人为中心的理论，而我们研究古中医理论，却是人体科学理论体系，所以上古中国的天文理论是以人身为中心的地心说，而不是什么日心说、银心说等，因为那些东西对人身科学来说不适用，不科学，所以我们的宇宙理论是盖天说、浑天说、宣夜说、橐籥说，这正是以人为本的最好说明。

2. 现代西医不研究现代天文理论，而且现代医学理论与现代天文理论毫无关系。恰恰相反，古中医与上古天文理论密切相关。

3. 现代天文理论能解释上古天文理论吗？不能！现代天文理论只能计算简单的二体运动规律，至于三体或多体运动规律就不行了。而上古中国天文理论计算的正是三体或多体运动规律，这是现代数学理论无法理解的计算方法，所以也是现代科学解释不清中医与国学的根本原因所在。如果现代科学完全解释清楚上古中国的天文理论，那么，古中医破解就指日可待了。

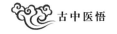

4.古今一辙？非也。

网友金谷子："从其同者观之，古今一也；从其异者而论，东西有别。道乃一统，术作有别。"

明月：岐伯对黄帝曰"智者察同，愚者察异"，此言甚是！同者有高下，异者有雅俗。

下医之所以是下医，原因有四：
1.于道者，大笑之，不笑不足以为道。
2.于理者，变异之，不变异不足以称创新。
3.于术者，正如仲景讽刺的那样：观今之医，不念思求经旨，以演其所知，各承家技，终始顺旧，省疾问病，务在口给。相对须臾，便处汤药，按寸不及尺，握手不及足，人迎趺阳，三部不参，动数发息，不满五十，短期未知决诊，九候曾无仿佛，明堂阙庭，尽不见察，所谓窥管而已。夫欲视死别生，实为难矣。
4.《黄帝内经》说：智者察同，愚者察异。何谓同，何谓异，道与术……

"运气九篇"就是《黄帝外经》

《汉书·艺文志》有医经七家、经方十一家的记载。医经七家中有黄帝内经十八卷、外经三十七卷的记载，同时也有扁鹊内经、外经和白氏内经、外经的记载。自古以来，中医学术界一直在寻找《黄帝外经》的下落，但都以失败告终，甚至有学者认为，根本就不存在《黄帝外经》这本书，理由倒也很简单：六合之内，述而不作，六合之外，存而不论，故根本就不存在《黄帝外经》。这种观点值得商榷。

从逻辑上说

在研究古中医及其医学古籍的过程中，有很多时候完全是研究者囿于自身学术素质所限，人为复杂化一些基本问题，如：阴阳、五行、八卦、河洛、甲子、经络等问题。在内外经这个命名上也是如此，作为古中医典籍，《黄帝内经》《黄帝外经》自然是研究人与自然的医学关系的著作，那么主要研究对象就是中医人身，关于人身内部的医学理论就是《黄帝内经》，关于人身外部的医学理论就是《黄帝外经》。我想这么简单的逻辑，大家应该是可以接受的。那么，我们再回过头来看看，我们的古中医典籍中是不是这样的理论格局，显然如此。

从理论上说

《黄帝内经》中的七篇大论（实则九篇）是王冰在整理《素问》时补入的，主要论述运气学说，为《黄帝内经》主要学术内容之一。七篇大论对疾病的认识有独到之处，与《黄帝内经》其他篇章论述有着明显的不同。

《黄帝内经》中就有专篇论述运气，如"天元纪大论""五运行大论""六微旨大论""气交变大论""五常政大论""六元正纪大论""至真要大论"著名的七篇大论。洋洋洒洒七篇大论，共计五万两千多字，篇幅约占

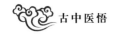

《素问》的三分之一，内容上及天文，下涉地理，中傍人事，主要论述了天体运行的规律对气候变化的影响，以及气候变化对人身生理、病理的影响。七篇大论对运气分析繁多，五运要区分岁运、主运、客运，岁运中还要分辨太过、不及、胜复、郁发；六气中须明辨主气六步、客气司天在泉，还要客主加临、运气同化，变化出相得、不相得、天符、岁会、同岁会、同天符、太乙天符等情况。七篇大论对每一种气候变化都标明它对人身的影响，以及人身因此而出现的常见证候。遗篇"刺法论""本病论"其实也是运气内容，主要针对疫病的形成机制及治疗原理。其他如"上古天真论""四气调神大论""生气通天论""金匮真言论""阴阳应象大论""六节藏象论""宝命全形论"及《灵枢》的"岁露篇"等，也是《黄帝内经》运气理论的重要内容补充。

从训诂上说

《素问》之名最早见之于《伤寒杂病论·自序》，张仲景谈到他撰著此书时参考了《素问》等古籍。后来皇甫谧在其序言中也谈到他撰著《针灸甲乙经》时参考了《素问》，并第一次指出《素问》有九卷，同《九卷（灵枢）》合为十八卷，即《黄帝内经》，这里我们可以看到《黄帝内经》的原始面貌，即《素问》与《灵枢》共十八卷，运气七篇内容占今本《黄帝内经》总数的三分之一，五万两千多字，合六卷之多，而梁·全元起第一次对《素问》进行注释，但此时缺失第七一卷，仅存八卷。《隋书·经籍志》及杨上善著《太素》均仅见八卷。也就是说，根据全元起、杨上善的八卷注本推理，亡佚的一卷肯定不是今之运气七篇，虽然王冰之前谁也未曾识得古本《素问》九卷之全目，但古本《黄帝内经》中绝对没有运气的七篇或九篇内容。运气理论是中医学理论的重要组成部分，王冰以前的重要医学论著或直论或援引，皆有踪迹；自东汉末年至唐王冰之前，人们能见到与运气学说有关的可考文献千余字。

北宋高保衡、林亿等"新校正"认为："窃疑此七篇，乃《阴阳大论》之文，王氏取以补所亡之卷，犹《周官》亡《冬官》，以《考工记》补之之类也。""新校正"的看法不无道理，一则"七篇大论"的篇幅太长，在王冰次注后的《素问》二十四卷中，仅此"七篇"就有四卷，显然非古本《素问》第七一卷所能涵纳；二则"七篇大论"的内容与其他诸篇相去较远，故林亿等人说，"七篇大论"居今《素问》四卷，篇卷浩大，不与《素问》前后篇卷等。又且所载之事，与《素问》余篇不相通。"七篇大论"或《阴阳大论》，二者均以运气学说的内容为其主旨。《阴阳大论》之名最早见之于《伤寒杂病论·序》，此后王叔和、皇甫谧、巢元方、孙思邈、王焘等人在他们的论著中均有提及。《阴阳大论》所论内容是什么？其庐山真面目谁也未能全识。据现存有关文献考证，王冰之前所保留的能认定是《阴阳大论》之文约千字。如《伤寒杂病论·脏腑经络先后病脉证治》（桂本《杂病例》）所引110余字是张仲景引于《阴阳大论》，《伤寒例》明确指出所引《阴阳大论》文约720字。加之《针灸甲乙经》卷六"阴阳大论"（实为《素问·阴阳应象大论》文）篇末不足百字，三者共引千余字的引文属《阴阳大论》的内容。仅凭《伤寒杂病论》《伤寒例》《针灸甲乙经》六卷"阴阳大论"篇末三者千余字的内容与洋洋洒洒的"七篇大论"数万言之宏论横向比较而认为"两论"别有所论，其结论都难以使人信服。《阴阳大论》与"七篇大论"实为一体，二者是《黄帝外经》的内容。

那么，七篇大论（实则九篇）既然是王冰的老师"师氏藏之"，必另有所本，此本绝非古本《黄帝内经》，从篇幅所述之"古运气"医学理论分析，当属于孤本《黄帝外经》内容，七篇内容与三式、六爻、九宫、紫薇、神数等古籍迥然不同，自成一家体系，况王冰根据师藏秘本，又总结出了《玄珠秘语》《昭明隐旨》等，与别家理论更是不同，笔者考遍《四库》之经史子集，阅览全本《道藏》，拜读各种《佛经》，游历民间、古刹，未尝见到与运气相似的古籍孤本，可以肯定，运气理论自成一家，上古所传，绝非王冰一手之杜撰。上古三坟：伏羲之《太始天元册》，神农之《本草经》，黄帝之《黄帝内经》也。这《黄帝外经》与伏羲之《太始天元册》渊源素深，有源流之传。

《中藏经》卷上第十四云："病有灾怪何谓也？病者应寒而反热，应热而反……此乃五脏之气不相随从而致之矣。四逆者不治。四逆者，谓主客运气俱不得时也。"这里"主客运气"这一概念，为运气体系中的基本概念，可见当时扁鹊学派也遵守运气学说。这里的运气内容可能是《扁鹊外经》的内容。由于各种历史原因，扁鹊内、外经和白氏内、外经的内容早已亡佚或融入黄帝内、外经里，但"古运气"的基本体系还是以《黄帝外经》保存得最为完整，九篇大论是明证。

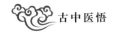

小结

笔者认为："运气九篇"就是《黄帝外经》的部分内容。因缘机会，笔者于偶然中得到一本古籍孤本，描述的正是"古运气"内容，里面包括许多"内算法"。在上古中国，天文历法的推演叫作缀术，纯数学的计算叫作外算，而阴阳五行的计算就称作内算。而古运气、三式、六爻、九宫、紫薇、神数等皆是内算的一种，可见，内算是计算的最高境界。

我研究的古中医理论是《伤寒论》以前的运气理论，运气理论源于太乙天文理论，而王冰补入的七篇大论（实则九篇）仅是运气理论中的 1/4 而已，还有许多复杂的内算法没有披露。我研究的正是这部分理论，当然与九篇大论是一个整体，其中天甲子、地甲子是研究疫疠的关键，有些学者的书籍可以参考，但那些都是七篇以内的东西，没有超出七篇以外，就是说，这些东西只是整个运气内容的 1/4 而已，连古中医时间刻度水漏的"刻"的天文含义都不明白，所以大家目前能看的也就是这些书了。另外 3/4 是古中医的秘中之秘，也是我目前的研究课题，我也在学习和研究中，谈不上精通。总之，对于中国古文化，知晓得越多越好，对于研究古中医越有利，这个"古中医"可不是市面上流行的臆说，完全是两回事。什么是中医大师？理论与实践双馨的才是真正的中医大家、中医泰斗。

全息四时理论——大司天理论的天象

如是我闻。

不同时空尺度的不同周期的冷热交替变化，叫作广义上的"四时"概念。地球自转与绕太阳公转，形成地球赤道与绕太阳公转轨道面（黄道）23.5度的黄赤交角，所以有了地球一天24小时的时差与温差，产生了一个月28～31天的朔望月及弦月，产生了一年365天的春、夏、秋、冬四时和二十四节气，产生了以赤道为基线的向南北两极对称分布的热带、亚热带、温带、寒带、极地带，南北极地极昼与极夜各半年相对称交替。假如地球不是椭圆形，不是椭圆形公转轨道，不是23.5度黄赤交角，那么就不会有上述的各种周期的冷热变化。

现代天文学研究表明，宇宙中稳定的天体系统大部分都是这种椭圆形结构体（不包括正在爆发或死亡的星系），子午极轴距小于卯酉赤道距，使赤道带周围的引力大于极轴带，就使得次一级天体大部分都分布在赤道带周围，形成天体的公转轨道带，而且这个轨道面是椭圆形。这种"类太阳系"模型在宇宙天体的运动演化中具有十分普遍的代表意义，具有全息性，不同时空尺度上的宇宙天体都在自己的系统内部围绕中心进行着公转与自转的周期运动，同时又参与更高一级系统的公转与自转的周期运动，由于不同强度的热源距离、辐射角度的变化而形成多种不同周期、不同时空尺度的大、中、小四时周期变化，较大四时周期中包含着若干较小四时周期，小周期四时的冷暖程度决定于它所处在较大四时周期的哪一个阶段。这个规律对地球适用，对于整个宇宙其他天体也适用，并由此而引起生物圈周期性的繁衍生息与灭绝。这就是"全息四时理论"的基本概念。

形成宇宙四时全息时空变化的原因是地球所在的天体系统层层连环套连环式的自转与公转周期运动。地球在不同时空尺度上全息周期系统运动所形成的综合天体引力作用下，使地球极轴处于23.5度倾斜与周期摆动（钱

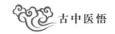

德勒极移周期），从而使地球形成以来不断经历着大小周期的四时变化。天文、地质、化石等各方面大量证据表明，地球上确实存在和经历了许多不同时空尺度、不同周期的四时变化规律，有一年及数年的小四时，也有 500 年、2000 年、数万年的中四时，还有长达 500 万年、2600 万年、2.5 亿年（太阳系绕银心的运动周期）等多种不同周期的大四时及周期和时空尺度更大、更长的特大四时。

生物周期突变论（反对达尔文进化论）

地球自转一周 24 小时形成昼夜交替，这是地球有实际意义的周期最小的四时变化；地球围绕太阳运行一周为 365.2426 日，产生地球周期的四时变化；太阳系围绕本星系团运行一周为 12 万年，使地球产生周期性的冰期变化，这是地球在本星系团的太阳系周期的四时变化；本星系团带着太阳系的行星围绕银河系旋转一周为 2.5 亿年，期间太阳系两次穿越银道面附近的星云聚集区，由于星云对太阳光的吸收作用，会给地球带来 2.5 亿年内经历两次本星系团周期的银河系四时变化；银河系围绕着河外星系团旋转一周约 12 亿年。如果地球以 46 亿年的寿命计算，上述五种四时变化层层叠加作用于地球，使地球产生平均 4 亿年一时的星系团四时（已历 3.8 星系团年），产生 625 万年一时的银系四时（已历 18.4 银系年），产生 4 万年一时的本星系四时（已历 3.833 万本星系年），它们同时作用于平均 365 天的地球太阳回归年时节变化。此外，地球自转轴的岁差运动周期为 2.6 万年，对地球气候影响最明显。

地球在不同时空尺度上全息四时的作用下，地球生命起源与演化也具有了不同时空尺度的周期性。澳大利亚南部埃迪卡拉动物群化石证据表明，5.6 亿年前的生物多为单细胞原核生物，而在我国云南澄江发现的距今 5.4 亿年前寒武纪地层中的千姿百态的多门类生物化石 60 余种，如低等植物各种藻类、原始多细胞动物节水母类、低等底栖管栖生物类、海绵动物类、腔肠动物类、蠕虫动物类、一种奇特的毛虫状生物叶足类、软体动物软舌螺类、腕足类、纤毛环超门类、水母类、节肢动物类、真节肢动物类和较高等脊索动物类等，尤其是奇虾、抚仙湖虫和脊索动物始祖云南虫的发现，说明了包括鱼类、昆虫类、两栖类、爬行类、鸟类、哺乳类乃至人类，都起源于地球上这一最早期的生命组合。地球上的生命从最简单的单细胞原核生物经过数十亿年的不变和缓慢生存状态，到 5.4 亿年前的突发性产生众多形体多样、结构复杂的生物类群，这一壮观的地球生命演化杰作，被地质古生物学家称为"地球生命首次大爆发"，中间缺少生物循序演进阶段和类型，从开始到结束只有 250 万年左右，对于坚决反对突变论的达尔文的自然均变进化论来说，这一"生命大爆炸"是一个致命打击。而这一切都发生在本星系团四时的夏时。

恐龙生活在全球处在最热的宇宙大四时的夏天，其以前是生命发生并演化为恐龙的春天，灭绝于秋天，耐寒的哺乳类灵长类逐渐演化，冬天的后期人类诞生。大体上第 16 银系年秋分之后，距今 1000 万年左右类人猿出现，500 万～ 400 万年间真正的人类出现，在后来的 300 万年，进入第 16 银系年的冬至阶段，形成了近 200 万年的地球最近一个大冰川世纪。

地质证据表明，地球上的生物呈现周期性大灭绝，就最近 1 亿年来说，曾发生了 4 次生物大灭绝：第一次在 9100 万年前，第二次是在 6500 万年前，第三次是在 3800 万年前，最近一次在 1100 万年前。每两次灭绝周期都是 2600 万年左右，显示了大约 650 万年为一时的银河系大四时周期，从一个夏时到另一个夏时，正好出现 2600 万年的周期性生物大灭绝。体现大时空尺度上的"生、长、化、收、藏"的中医司天理论。

大量考古学证据表明，地球经过相当大的四时周期的火热与寒冷造成的生物周期性大灭绝，而在大周期的春天和秋天里，生物圈又重新回到地球，生物物种又开始新的一轮从低级到高级的生物周期突变进化。由于太阳系、本星系团、银河系、河外星系、总星系等在宇宙中的运转而形成的大尺度上的大周期的冷热温度与能量变化，造成生物物种周期性的大进化与大灭绝，使地球生物物种经历过多次生物由低级向高级周期性循环性的进化过程，这就是生物周期突变进化论理论。物种的进化并不是像达尔文所说的均变，达尔文的进化论是错误的。用生物周期突变进化论理论也可以很好地解释史前文明、地外文明等世界之谜。

地质周期升降论（反对大陆板块学说）

下面简单叙述一下近 10 万年地球气候及地理、人类沧海桑田的变迁历史：

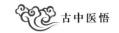

　　冰期时期地球变冷，使海水凝结成冰，极地冰盖变大变厚，海水大幅度下降，海底裸露变成海滩或平原；大陆架凸露为地表，原来沉入海底的山脉或平地高原因此而连成一片；即使有岛屿，水也很浅，很容易渡到对岸。温暖期的地球，冰盖融化，高山雪线下移，内陆湖海密布，海水回升，海岸线深入内陆，陆地被大片淹没，沉入海底。大约每3万年海水大进退300米，这是由于章动岁差周期所导致。

　　距今10万～7万年时的间冰期，全球气候变暖，使"黄海湖"海平面迅速升高，突破了舟山－济州岛一线，将其全部淹没，通过对孔虫化石的研究，发现10万～7万年间黄海西岸的海岸线在苏北平原的南通－盐城－连云港一带，以东都被淹没。这时黄海之滨是潮湿的亚热带气候。

　　距今7万年开始，全球气候变冷，冰川大幅度向南扩展，全球最近的一次冰期来到。在这次冰期中，全球冰川面积扩展到4960万平方公里，使面积为36000万平方公里的大洋水位下降了100米。地球上冰雪覆盖的范围，其南端到达太行山山尾、秦岭。海水退去，山东变成一马平川的黄海大平原。距今7万～4万年间，属于最近一次冰期早期阶段，处在陆地边缘的陆架浅海，如白令海、鄂霍次克海、日本海、黄海、东海、台湾海峡、南海、东南亚海域等都裸露成陆地，这时的古长江越过济州岛及男女群岛，注入冲绳海槽，比今日长江长1000多里，为14000里。

　　距今4万年以后，最近冰期结束，进入间冰期，全球变暖，海水回潮。4万～3万年间，地质学上称为晚更新世中期，黄海海域扩大到苏北平原的兴化－淮阴－灌云一线。在黄海西岸的黄海暖流与现代从东海流过的黑潮暖流相似，温度高，盐度大，很可能是4万～3万年间的古黑潮暖流的一部分，它从炎热的低纬度北上以后，穿过东海进入黄海，拐向黄海西岸，海平面比现代低10～20米。

　　距今3万～1.2万年间，是全球最近一次次期中极寒冷气候时期，北国千里冰封，万里雪飘。世界大洋海平面最大下降150米。到2.5万年时东海海平面已经下降110米，使最大水深只有100米的黄海完全干涸为一望无际的黄海大平原，东海大部分裸露，猛犸象、披毛犀出没蒙古高原、东北平原、黄海大平原。古人类捕捉野兽，把160万～2.8万年以来华北的细石器传统带到日本列岛，并由华北平原、山西峙峪（2.8万年）和甘肃河西走廊、新疆、宁夏为东西两个起点，经过蒙古高原、东北平原、东北亚，到阿拉斯加、北美洲。黄海气温比今天的温度低了7.5℃。当时朝鲜海峡、对马海峡干枯，通往日本列岛的路直接相通，生活在华北的动物群（河套大角鹿、普氏野马、野驴、野牛等）通过黄海平原直接进入日本。在东北平原，猛犸象动物群也容易越过枯竭的鞑靼海峡、库页岛、拉比鲁兹海峡到达日本。科学家在日本列岛找到了与中国东北猛犸象动物群和华北萨拉乌苏期动物群相似的哺乳动物化石，证实了这一点。

距今1.2万年时全球气候迅速转暖，延续了7万年的大冰期结束，黄海海面上升50米，中国进入母系氏族社会的繁荣期。从此海平面迅速上升，原来裸露的海底平原重新成为海洋，到1万年时海平面又上升30米，陆桥消失。在距今1.2万年时，刚进入新石器时期的人类遇到了第一次大洪水期，这次洪水期直到距今1万年的时候才短暂停滞，略有下降。

1.1万年时中国境内第一次大洪水的始发地在今内蒙古海勃湾的乌达。自1.2万年内蒙古高原的冰川迅速融化，冰水蓄积为大大小小的内海，中国大陆到1.1万年时，冰川融化达到高峰期，先前未及剧烈融化的青海高原的冰川和祁连山的冰川巨量融化下泄，蓄积在黄河上游，形成《山海经·西山经》所说的"无达"内海和渤泽。无达内海初时当在今阴山（白道山、无达山）南的河套、银川、大黑河三平原地带，其盛时曾扩大到鄂尔多斯高原的低地，以至腾格里沙漠、居延海。山海与底水连成一片，自乌达波及宁夏、陕西、山西、湖北、湖南、四川、贵州、云南，持续19年，主要淹没淮河流域，迫使当时先民退向山地，直下江南。

距今10000～7700年间为冰后期的初期阶段，此时为盘古伏羲时代，中国进入上古文明时期。

距今约9200年出现全球性大洪水，中国境内发生了比1.1万年洪水还大的第二次大洪水。同时伴有地震、火山喷发、风灾。这次大洪水引发了黄海海浸，黄海大回潮，渤海莱州湾黄河入海口利津之利水为洪水源头，洪水高峰10年，持续15年，受灾区波及山东、山西、河北、河南、安徽、湖北、江西、湖南、四川、贵州、云南、广西、广东。内蒙古和河西走廊的洪水泻入塔里木盆地，这是毁灭人种的一次大洪水。

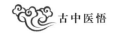

距今 8500 ~ 5500 年是中国的第二洪水期。距今约 8500 年时出现了中国境内的第三次大洪水，这是伏羲氏后期黄河泛滥造成的一次小洪水，始发地为河南，导致先民迁徙，迁徙路线自河南→湖北→湖南→四川→贵州，再分两路，一支入藏进缅甸（创造藏羌文化），一支入川进老挝（创造巴蜀文化、傣泰文化、苗蛮越滇文化）。

距今 7800 ~ 5500 年间为冰后期的中期阶段，世界称为大西洋期，是气候最适宜时期。距今 6000 年时，海平面上升到较现在高 2 ~ 4 米，中国内陆气温比目前高 2℃。距今 6000 ~ 5500 年间，出现温热潮湿气候，黄海沿岸气温为 15.5℃，与今天苏州、无锡相似。这时海面随着气温升高而达到冰后期的最高位置，目前在高出海面 5 ~ 10 米的海岸地段，保存了许多海水侵蚀过的遗迹，这是距今 7800 ~ 5500 年间黄海处于高海面的可靠见证。因此 5 ~ 10 米等高线的沿海陆地，皆沦为海。在这次海浸期，内陆湖沼密布，距今约 7400 年的时代，海岸在太行山东麓，山东半岛、泰山为海岛，华北平原被淹没，距今约 7000 年后，海平面缓慢下降。

距今 5500 ~ 5200 年间，出现了中国境内第四次小洪峰。洪水始发地从山西黄河龙门壶口开始，受灾区域主要是共工氏地域和颛顼地域，所谓共工氏布水阵攻击颛顼氏，颛顼氏命祝融氏诛共工氏之战就是这一时期。受灾地域有山西、陕西、河南、河北，主要在黄河中游。这期间，全球气候由温热潮湿变为暖而干燥，海面下降约 5 米，原来的近岸海底裸露为陆地。

在距今 5000 年以后，气温出现波动下降趋势，洪水在总体下降过程中，发生过距今 4700 ~ 4000 年、3800 ~ 3000 年和 2500 ~ 1100 年等几次较小的波动和 1 ~ 2 米高海面的存在，直到今天，海平面再没有发生过大的起伏。在距今 4700 ~ 4000 年间又一次洪水期发生，洪水最高峰期在距今 4200 ~ 4100 年间，虽然没有前两次规模大，但此时人口较前两次洪水期密集，各氏族经济、文化有较大进步，所以这次洪水留给人们的印象也就较前两次深刻得多，此时正是尧舜禹治水时期。

宇宙全息周期四时造成的气候、冰川与洪水的进退、升降变化，与上古人类的生息、演化、文明的创造密不可分。这是上古时代文明文化的连续性与阶段性形成的原因。纵观中国上古历史中记载的著名部落，如燧人、伏羲、神农、炎帝、黄帝、少昊、颛顼、喾、尧、舜、禹，以及夏、商、周，甚至秦汉以降，无一不是沿着由西向东、由高向低的路线向河洛中原地区汇集、融合，创造和接受新文明文化，再向东向南向北迁徙。

关于米兰柯维契的大四季理论：其实，1842 年法国数学家 J.A.Adhemar 第一次指出地球绕太阳运行的方式可能是冰期形成的第一推动力。1860 年，J.Croll 首次将地球轨道的三个基本因子（地球轨道的偏心率、地球自转轴的倾角和春分点的天文进动）引入，并分析了它们对太阳辐射的影响，认为它们的变化引起太阳辐射的变化而导致冰期的发生。1920 年，塞尔维亚科学家 Milutin（米兰柯维契）也提出因地球自转轴倾斜度的变动、地球的近日点变化等因素影响地球从太阳那里得到的热量，从而导致地球平均温度的周期起伏。米氏还认为一个周期可能持续四万年，从而使地球具有各长一万年的"春""夏""秋""冬"。米氏还凭借其深厚的数学功底计算了太阳辐射量与地球三个轨道要素的关系。根据米兰柯维契的理论，我们现在正处于"大夏天"。1976 年以来，人们用同位素年代测定技术已经证明地球的古气候存在这种地球轨道要素周期波动。后来，我国的董妙先、王大有两位民间科学家又完善了这个理论，正好与古中医的大司天理论契合。当然，其中需要进一步论证的研究还有很多。

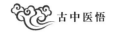

古中医四象之龙

在中国古代文化里，龙是传说中的四种祥兽之一。《礼记·礼运》："麟凤龟龙，谓之四灵。"相传，麟是兽中之王，凤是禽中之王，龟是介中之王，龙是鳞中之王，它们的出现都是嘉瑞的先兆，比如《三国演义》第八十回："麒麟降生，凤凰来仪，黄龙出现。"就是用来说明盛世预兆的。这里龙、凤、麒都是传说中极有灵性的动物，在古中医中，青龙、白虎、朱雀、玄武就是这四种灵物在地上的对应。本文要谈的话题是龙。

中国的纪年，天干地支夏朝就有，秦汉之际，便和鼠、牛、虎、兔、龙等十二种属相相配。其中，龙最特别，它是现代科学已知的生物界中唯一"不存在"的动物。而龙的传说并非中国所独有，几乎世界各大古老文明都有它的典故，如巴比伦的古龙、北欧的毒龙、犹太人的撒旦、印度的那伽。在北美，玛雅人也有以龙为题的艺术。历史记载，中国的龙，家族庞大，有黄龙、青龙、赤龙、白龙、乌龙、金龙，千年之龙叫应龙、无足之龙叫烛龙、有角之龙叫虬龙、无角之龙叫螭龙等。它们有好有坏，有善有恶。东方的龙大多是正面的形象，是神仙身边的护法或坐骑，是皇宫大殿柱子上延绵环绕的金身，在许多宏伟历史天象中与鹤、凤等同现人间。《史记》二十八卷《封禅书》里说：黄帝乘龙上天，群臣无法跟随，只能抱着拉断的龙髯哭泣。以黄龙羽升黄帝，中国古人以龙为尊。但传说中，也不乏屠龙、斗龙的记载，如女娲杀黑龙、大禹斩蠢龙、李冰父子伏孽龙、周处除蛟龙等。

许多人一定怀疑，龙真的存在吗？在这个世界上，龙是一个虚幻的动物吗？是仅仅靠人的想象力凭空捏造出来的吗？

如果真是人凭空想象出来的，那么这也太巧合了，为什么在许许多多国家的历史记载中，不同年代朝代中，尤其是中古世纪，一概不乏对龙的记述，甚至龙这个词也被引用，翻译成了多种不同的语言。

中国的龙崇拜有五千年以上的历史。君主时代，龙是作为皇权的象征，帝王自称"真龙天子"。据韩非子说，龙和帝王一样，都有"逆鳞"而不可触，否则龙颜大怒、诛灭九族。所以李白诗云："有策不敢犯龙鳞，窜身南国避胡尘。"今天，龙走下了神坛，每个华夏子民，无论天涯何方，都称自己是"龙的传人"。

2004年6月16日，家住辽宁营口的81岁高龄的孙正仁老人，把自己珍藏的龙骨捐献出来，引出一段几十年前的传说。1934年夏，营口持续下了40多天的大雨，辽河水暴涨，辽河北岸的芦苇塘变成了一片汪洋，有人在芦苇塘发现一巨大怪物。这个怪物曾经出现过两次。一次在民众的搭棚、浇水后，神秘消失。第二次被发现时，已是一具尸骸。不过，对于这个怪物是否是龙存在不同的解读。

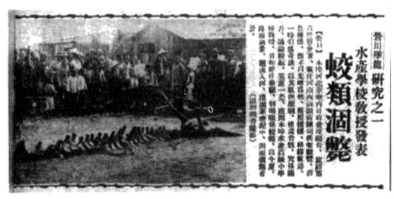

1934年8月14日《盛京时报》报道"营川坠龙"事件

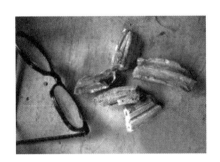

孙正仁捐献的五块"龙骨"

多位老人的证据都在指向第一次看到并拯救的是龙，但专家仅对龙骨图

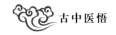

片展开了联想和所谓的科学调查，并得到鲸骨的结论，但大量证据仍然表明鲸鱼的说法不成立。

1. 据图片观察和《盛京时报》的报道，它的肋骨有五六寸长，远远小于十余米长大型鲸鱼的肋骨。

2. 当年的报道："原龙处，有被爪挖之宽二丈长五丈之土坑一，坑沿爪印清晰存在。"鲸鱼不会有爪把地挖出大坑并留明显爪印。

3. 角是"鲸骨说"的致命弱点。"鲸骨说"对角的解释是：下颚骨在腐烂后翘起，形成像角的东西。但是，照片上看到龙头骨和角是一体的，并非把鲸鱼骨"插"到头上。龙角圆柱形且末端变大变圆，但鲸鱼下额骨形状扁长弯翘，末端也不是这样。关键是，龙骨体长十余米，角只有一米左右。但是，鲸鱼下颚骨几乎要超过体长的四分之一，大家能想象把如此巨大扁长的下颚骨放到头顶是什么样子吗？更别说如何固定了。全身的筋骨大都分离，为何两个大角依然能屹立，并和头骨浑然一体？

4. 当时龙刚开始腐烂，而且是筋骨仍然有连接，刚腐烂活体拼装的骨头不太存在长度、体形和特征严重摆放错误的可能。地坑爪印、脊骨共 28 节等详细的观察和记载说明，重要特征在搬运摆放前该被记录过，这是基本的处理步骤。说因摆错骨头才被认为是龙骨的说法不合理。

5. 央视"鲸骨说"的重要论据就是脊椎上高高的脊突和须鲸相似，而且有人说照片中的脊柱方向放反了，建议大家看鲸骨架，即使从一些资料上也能看到，某些角度看到的脊突并非向后的。营口龙骨摆放和拍摄角度有可能造成这种现象。不过，就算弄反了弄错了也和是不是鲸鱼没关系。

6. 看看鲸鱼头和身体的比例，须鲸头长接近身长三分之一或更多，可是龙骨不到五分之一或更短。再看头盖骨形状，鲸骨是细长的两片上颚骨的延伸。

7. 还有一点信息没注意，记载中尾部为立板形白骨尾。我们知道哺乳动物，比如鲸鱼的尾椎骨都是逐渐收小的，而图片中最后尾骨并没有缩小，而且竖突突然增大。

8.眼窝是比较有争议的问题。如果说龙骨眼窝是通气孔,不妨再看看图片和鲸鱼骨架。鲸鱼气孔是在头顶,应是顶向的,但是从拍摄角度看来,不好判断。图中眼窝不像在头顶,因为鼻梁骨是在前方,如果这个角度的孔是头顶,那就是脸颊朝地,鼻骨会指向另一侧。而且眼窝上方还有头骨隆起,不像是头顶,也不觉得是顶向。鲸头骨上细小的通气孔到鼻头端应有狭长的骨隙连接,但龙骨眼窝是个巨大的圆孔,边缘光滑。

9.最重要的是,主要鉴定者是当时在营口水产高级中学渔捞科张老师,他是水产专家,应该对水族生物有较全面的了解。作为科学工作者,不大可能把鲸鱼或某种已知生物称为"蛟类",将这种未有人见过的生物公开并发表到公众媒体上。

10.龙骨尸体发现时是弯弯曲曲的,而鲸鱼或其他大型动物不会有这种形态出现。大家看看鲸鱼尸体的照片,很难想象有人能把这个大腹便便的庞然大物和龙联系起来。

11.有人说可能不是须鲸,而是其他鲸鱼。也无法解释爪和角的问题,而且齿鲸类宽大的带牙床下颚更无法解释龙角。有人说,这不是鲸鱼,那有什么动物长十多米,带爪子,头上长角?

以下是鲸鱼、鳄鱼的骨骸:

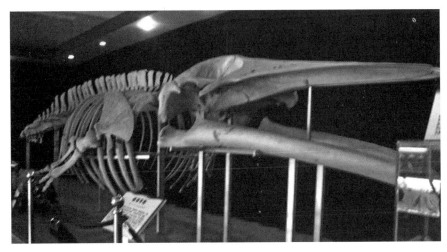

鲸鱼的骨骸

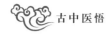

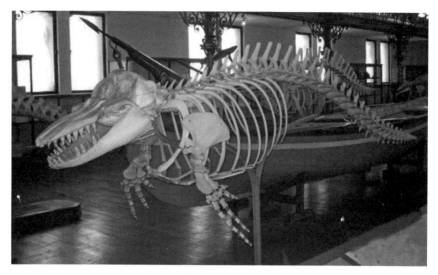
鳄鱼的骨骸

帛书《易传》中有一篇被题名为《二三子》，其中有这样一段文字："二三子问曰：易屡称于龙，龙之德何如？孔子曰：龙大矣……高尚行乎星辰日月而不，能阳也；下纶穷深渊之渊而不沫，能阴也；上则风雨奉之，下纶则有天□□□[1]，穷乎深渊则鱼蛟先后之，水流之物莫不隋从；陵处则雷神养之，风雨辟乡，鸟守弗干。曰：龙大矣，龙既能云变，又能蛇变，又能鱼变……唯所欲化而不失本刑，神能之至也。"

考《管子·水地》说龙曰："欲大则函于天地，欲上则凌于云气，欲下则入于深泉，变化无日，上下无时，谓之神。"《管子·水地》论龙之"欲大则函于天地，欲上则凌于云气，欲下则入于深泉"云云，与帛本之"龙大矣……高尚行乎星辰日月而不，能阳也；下纶穷深渊之渊而不沫，能阴也"及"龙大矣，龙既能云变，又能蛇变，又能鱼变……唯所欲化而不失本刑，神能之至也"，其说是一致的！

龙作为中华民族的象征，其特性先人早有成说，帛书《二三子》与《管子》等书只是在引述其说而已，至两汉时代，人们仍传承此说。

1　□□□：原书脱字。

案《说文》释龙："龙，鳞虫之长，能幽能明，能细能巨，能短能长，春分而登天，秋分而潜渊。"《后汉书·张衡传》："夫玄龙迎夏则凌云而奋鳞，乐时也；涉冬则淈泥而潜蟠，避害也。"另，《说苑》之言龙，与《说文》基本相同，此不赘述。汉人称龙为"鳞虫之长"，显然亦本于帛本之"穷乎深渊则鱼蛟先后之，水流之物莫不隋从"。汉人言龙春夏登天，秋冬入渊，显然源于帛本之"高尚行乎星辰日月而不，能阳也；下纶穷深渊之渊而不沫，能阴也"。因依"卦气"说，春夏阳长阴消，秋冬阴长阳消，且帛书《缪和》引孔子言天道曰："凡天之道一阴一阳，一短一长，一晦一明……"而《说文》释龙曰："能幽能明，能细能巨，能短能长，春分而登天，秋分而潜渊。"此说显然传承帛本释天道之说，而以龙喻天道象乾。《二三子》释"潜龙勿用"曰："孔子曰：龙浸矣而不阳，时至矣而不出，可谓浸矣。"此说亦与前文孔子言龙"高尚行乎星辰日月而不，能阳也；下纶穷深渊之渊而不沫，能阴也"相一致，然而却与今本《易传》之解有异。案今本《象传》释乾卦初九爻之"潜龙勿用"曰："潜龙勿用，阳在下也。"《文言》释此爻曰："潜龙勿用，阳气潜藏。"《子夏易传》亦曰："龙所以象阳也。"故《象传》《文言》与《子夏易传》释"潜龙勿用"显然与帛本之旨不合。我们知道，乾卦以龙喻天道，帛本以"能阳""能阴"释龙，似较今本《易传》纯以龙象阳更符合天之道。案《说卦》曰："立天之道曰阴与阳，立地之道曰柔与刚。"上文引《缪和》亦曰："凡天之道，一阴一阳，一短一长，一晦一明。"

应引起我们重视的是，帛本以"时至矣而不出，可谓浸矣"释"潜龙勿用"，而西汉人亦以此释之。案《淮南子·人间训》曰："故《易》曰'潜龙勿用'者，言时之不可以行也。"其解与帛本正同。不仅乾卦初九爻以言"时"证明西汉人确得帛本之传，其九三爻之解就更为清楚明白地证明了这种传承关系。

李时珍《本草纲目·龙》："龙者鳞虫之长。王符言其形有九似：头似驼，角似鹿，眼似兔，耳似牛，项似蛇，腹似厦，鳞似鲤，爪似鹰，掌似虎是也。"而且龙能行，能飞，能入水，能兴云降雨，居水中。在我国至今到处可见龙的图画、雕刻等，并且它世代相传。

1998年2月1日晨2时许（正月初五），在大同某单位锅炉房上（距离地面8米）发现了两条似龙的生物，目击者说，两条龙形生物悬浮在屋顶，

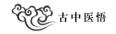

遍身生鳞片，头大粗圆，直径约20厘米，身长2.5米左右，越向尾部越细，周身呈灰绿色，腹部略浅白，头部有两根长须约2尺长，向头前两旁伸展，头部下方排列有许多短须，眼睛很亮，与图画雕刻的龙十分相似。后来遗迹化学分析显示，钠元素含量明显增加。

龙是否存在？是精神象征还是物质现象？至今还是一个谜。

我们似乎可以如此推论它属于一种灵体动物，也就是说，它出现的时间有限，形体上比较大，常藏于大海和江河之中，应该是属于一种两栖动物，并可借暴雨狂风腾空而上，遨游云雾间。若巧遇雷电袭击，则有可能坠落地面。我们翻开历史，惊讶于多次的目击纪录，不得不让我们对于龙的存在给予重新评估。事实上，历史上关于"真龙"的记载不可胜数。

前531年（周敬王七年）山西，"秋，龙见于绛郊"（光绪《山西通志》卷162）。

前523年（鲁昭公十九年）河南，"郑大水，龙斗于时门之外洧渊"（《春秋·昭公十九年》）。

前193年（汉惠帝二年）山东，"正月癸酉旦，有两龙见于兰陵延东里温陵井中，至乙亥夜去"（《汉书·五行志》）。

164年（汉延熹七年）河南，"六月壬子，河内野王山上有龙死，长可数十丈"（《后汉书·五行志》）。

222年（吴黄武元年）江西，"鄱阳白龙见"（光绪《江西通志》卷98）。

233年（魏青龙元年）河南，"正月甲申，青龙见郏之摩陂井中"（雍正《河南通志》卷5）。

237年（魏景初元年）山东，"黄龙见于泰山"（道光《长清县志》卷16）。

267 年（晋泰始三年）河南，"白龙二见宏农渑池"（雍正《河南通志》卷 5）。

275 年（吴天册元年）湖南，"龙乳于长沙人家，啖鸡刍"（《晋书·五行志》、乾隆《西宁府新志》卷 15）。

266～420 年（晋朝）山东，"瓠子河决，有蛟龙从九子自决中逆上，入河喷沫，流波数千里"（《西京杂记》卷 2）。

503 年（梁天监二年）河南，"北梁州潭中有龙斗，喷雾数里"（《隋书·五行志》）。

540 年（梁大同六年）福建，"漳州九龙昼戏西江"（同治《福建通志》卷 271）。

544 年（梁大同十年）江苏，"夏，有龙，夜因雷而堕延陵人家井中。明旦视之，大如驴。将以戟刺之，俄见庭中及室中各有大蛇，如数百斛船，家人奔走"（《隋书·五行志》）。

954～958 年（后周世宗朝），"太祖从周世宗征淮南，战于江亭，有龙自水中向太祖奋跃"（《宋史·五行志》）。

977 年（宋太平兴国二年）甘肃，"五月白龙见于宁州要册龙庙池中三年"（乾隆《甘肃通志》卷 24）。

1008 年（宋大中祥符元年）江西，"夏五月，龙坠于余干之李梅峰，七日不起，将屠之，暴雨迅雷而去"（乾隆《江苏通志》卷 22）。

1119 年（宋宣和元年）河南，"夏，雨，昼夜数日。及霁，开封县前茶肆中有异物如犬大，蹲踞卧榻下，细视之，身仅六七尺，色苍黑，其首类驴，两颊作角等而色正绿，顶有角，生极长，于其际始分两歧，声如牛鸣，与世所绘龙无异。茶肆近军器作坊，兵卒来观，共杀食之"（乾隆《河南通志》卷 12）。

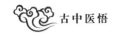

1138年（金天眷元年）甘肃，"夏，有龙见于熙州野水，凡三日。初，于水面见一苍龙，良久而没，次日，见金龙一，爪承一婴儿，儿为龙所戏，略无惧色，三日如故"（《金史·五行志》）。

1155年（宋绍兴二十五年）江西，"六月，湖口县赤龙横水中如山，寒风怒涛，覆舟数十艘，士卒溺者数十人"（《宋史·五行志》）。

1367年（元至正二十七年）北京，"六月丁巳，皇太子寝殿后新瓮井中有龙出，光焰烁人，宫人震慑仆地，又长庆寺有龙缠绕槐树飞去，树皮尽剥"（《元史·顺帝纪》）。

1367年（元至正二十七年）山东，"七月，龙见于临朐龙山，大石起立"（《元史·顺帝纪》）。

1478年（明成化十四年）浙江，"八月，吴越间淫雨不止，各处出蛟。将出时，山中先有火烧草地，木披靡分两边，中成一径以出，至入水，如驴形，不见足，浮游江中而去"（光绪《教修浙江通志》卷109）。

1545年（明嘉靖二十四年）海南，"六月二十五日，东潭一物隆起喷水自蔽，在田者熟视，见其首尾鳞角，屡起屡焙。盘旋久之后，有一龙自潭口逆而上，垂尾相曳，以身偃水，覆舟不可胜记"（道光《琼州府志》卷44）。

1605年（明万历三十三年）江西，"冬十二月，龙见丰城田中，身长四十余丈，头似鳞，七日后飞翔挟风雨而去"（光绪《江西通志》卷98）。

1608年（明万历三十六年）广东，"秋，墨龙见于洋美乡，此地水不满数尺，八月初十晌午，日霁天清，三龙盆见，光芒射人，须臾，云生龙腾，亦一异也"（雍正《惠来县志》卷12）。

1642年（明崇祯十五年）河北，"四月，顺天三河境内，忽于空中坠一龙，牛头而蛇身，有角，有鳞，宛转号叫于沙土中。以水沃之，则稍止。如是者三昼夜乃死"（光绪《顺天府志·祥异》）。

东汉建安二十四年，黄龙出现在武阳赤水，逗留九天后离去，当时曾为此黄龙出现之地建庙立碑。

东晋永和元年（345年）四月，有一黑一白两条龙，出现在龙山。燕王慕荣皝亲率朝臣，在距离龙200多步的地方，举行了祭祀活动。

明清时期的地方志中，还不时发现有关龙的记录。据《临安府志》记载，崇祯四年（1631年）云南石屏县东南的异龙湖中发现巨龙，"须爪鳞甲露出，大数围，长数十丈"。龙山和异龙湖中现龙多次，此地有"龙山"和"异龙湖"之称！

《唐年补录》记载，唐咸通末年某日，有青龙坠在桐城县境内，因喉部有伤，当场死去。龙全长十多丈，身子和尾巴各占一半。尾呈扁平状。它的鳞片跟鱼差不多，头上有双角，口须长达两丈，腹下有足，足上有红膜。

郎瑛《七修类稿》记载，明代成化末年某日，广东新会县海滩上坠落一条龙，被渔民活活打死。此龙约一人高，身长数十丈，腹部呈现红色，酷似画中之龙。

南宋绍兴三十二年（1162年），太白湖边发现一条龙，巨鳞长须，腹白背青，背上有鳍，头上耸起高高的双角，在几里之外都能闻到腥味。当地群众用席子遮盖它的身体，官府还派人亲自祭祀。一夜雷雨过后，龙消失了。它卧过的地方留下一道深沟。

《永平府志》记载，道光十九年（1839年）夏天，有龙降落在滦河下游的乐亭县境内，蝇蚋遍体。当地群众为它搭棚以遮蔽阳光，并不断用水泼洒它的身体。三天后，在一场大雷雨中，龙离开了原地。

1944年8月，松花江南沿的扶馀县陈家围子村后，数百人围观一条趴在沙滩上的黑龙。据仍然健在的目击者任殿元说，该龙长约20公尺。这个动物外形像四脚蛇，脸形和画上的龙差不多，长着七八根又粗又硬的长须，身子的前半部分直径约1公尺。四个爪子深深扎进沙滩里。它全身都是鳞片，形状像

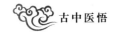

鳄鱼鳞。任殿元至今仍满腹疑团，那条巨型动物为什么长得那么像画上的龙？

1953年夏天，豫东某地降落一条不明动物，不少好事者徒步数里前往观看。据目击者所描述的形状，这东西像一条巨大的鲨鱼。它的腥味招来很多苍蝇。这鱼应是生活在深海的稀有鱼类，至于为什么会从天而降，似乎可以和龙坠落的原因产生关联。

从古书中的记载，龙有火龙、天龙、海龙，甚至井龙，还有四海龙王。而历史记载出没最多、最神秘、与人最亲近的就是海里的龙了。龙属水族，鱼中之王，百川之王，能吞云吐雾，掌管各露水泽。民间祈雨润田、划龙舟，多和水有着不解之缘。环球国家地理杂志在自然条件下拍摄到了"**海怪**"，那突起的长长的背鳍，犹如马背上耸立的一排鬃毛，还有那庞大的身躯在水中灵活伸缩的游泳姿态，其实就是中国人所知道的蛟龙。

中国人过年，有的人会在家门贴上门神的画像，这和龙的传说有关系。《西游记》中曾有过详细的描述，径河龙王为了和一个算卜先生打赌，结果触犯天条，罪该问斩。玉帝任命魏征为监斩官。径河龙王为求活命，向唐太宗求情。太宗答应了，到了斩龙的那个时辰，便宣召魏征与之对弈。没想到魏征下着下着，打了一个盹儿，就魂灵升天，将龙王斩了。龙王抱怨太宗言而无信，日夜在宫外呼号讨命。太宗告知群臣，大将秦叔宝跪道：愿同尉迟敬德戎装立门外以待。太宗应允。那一夜果然无事。太宗因不忍二将辛苦，遂命巧手丹青，画二将真容，贴于门上。后代人相沿下来，于是，这两员大将便成为千家万户的守门神了。执鞭者是尉迟敬德，执铜者是秦琼。

罕见的龙标本，收藏在日本大阪的瑞龙寺

相传明治十一年幕府时代（370多年之前），罕见的龙标本由一名日本商人从中国的港口弄到手，转让卖给万代藤兵卫作为收藏，万代藤兵卫爱不释手（这条龙可能是窒息而死，经由中国农民卖给日本商人，不然很难弄到这么完整龙的全尸）。万代藤兵卫是有名的收藏家，生前于天和二年九月将龙标本捐给日本大阪市浪速区瑞龙寺。

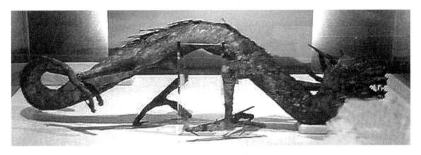

日本大阪市浪速区瑞龙寺的龙标本

这个龙标本保存相当良好，有 370 多年的历史。身长约 1 公尺，头上有角，嘴边有长须，眼形巨大，只有三只爪，应该是水中蛟龙吧！后脚因退化短小，蛇般的背脊，全身附有鳞片，被涂满金漆，又经过防腐过程而制成标本，与传说中的龙相比显然小了点，是一尾尚未长成熟的龙。一直以来，"龙"只是神话传说，但也确实收藏在日本寺庙中。龙在中国古代文化中，以特殊的含义占据了各个领域，并成为中华文化的精神象征。

驻马店市泌阳县的铜山湖水库也有一条龙：它的头有牛头般大小，状如蛇首，上面还长有两只短角；嘴是扁平的，有簸箕般大；鼻孔有核桃般大；而其露出水面的皮肤相当粗糙，还附带有铜钱般大小的灰色鳞片；整个身子看起来像一条大蛇，但却带有两个爪子。

蛟龙，1980 年 9 月、1992 年 8 月 9 日中午、1995 年 8 月 5 日、2001 年 5 月 3 日、2007 年 5 月 29 日下午 4 时，多次出现。

四川省成都市武侯区清江花园物管保安部红外线监控室，2007 年 7 月 6 日意外拍到从天而降的"飞龙"影像，从该摄像机监控的小区单元过厅里飞出，当地电视台报道了这个奇特的现象。气象专家和科学家说："无法解释这一现象，太神奇！"

史前石龙

古石龙群位于邯郸县三陵乡姜窑村西，是 1988 年 2 月被当地村民偶然发现的，以头偏东北、尾偏西南的方向伏卧于"卧龙坡"中。目前已陆续发掘

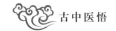

出一大九小 10 条石龙，正中间为大龙，左五右四，呈同一方向，以相等距离并排，布成了有规则的"巨龙阵"，正好面对相距 1.5 公里的赵王陵，似保驾臣龙一般。据勘测，大龙从头到尾长 369 米，高 2.5 米，宽 4.6 米，被国家文物研究院专家团认定为世界上体形最大、时代最古老、结构最复杂的石龙，是邯郸及全国的一大奇观，被誉为"天下第一龙"。

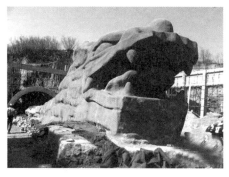
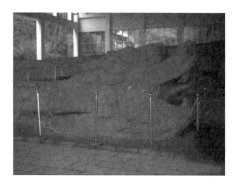
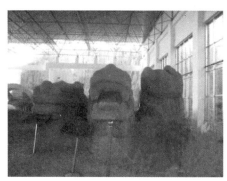
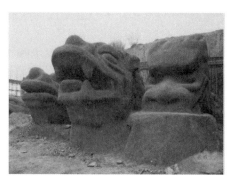
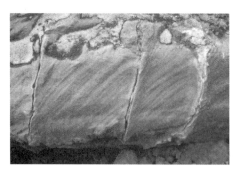
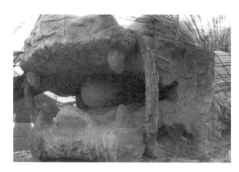

但是，自石龙发现以来，有关传说便众说纷纭，热议不断。一是赵王护驾神龙说。由于在石龙东北方向 1.5 公里远的地方就是著名的赵王陵遗址，有人猜测是赵国时期赵王所建。古代人有陪葬习俗，秦始皇在西安建有兵马俑，赵王有可能在邯郸建有古石龙，以作为他的护驾神龙、镇陵之宝，保佑江山社稷永不衰竭。二是地壳变化自然生成说。由于大龙体的表面的波纹很像被海水冲刷的痕迹，而且石龙所处的五龙岗及附近周围地区可采集到大量石岩块、海蛎子、贝壳等化石，因此有人分析出数万年前姜窑村一带曾是汪洋大海，随着时间的推移和地壳的变动，海水逐渐退去，沙子淤积上来，经过漫长时间的浸泡、冲刷、干裂，加上日后的黄土覆盖，逐渐生成了岩石。三是动物化石说。有人推测数万年前石龙曾是一种巨型的爬行类脊椎动物，形似恐龙，躯体比恐龙大得多，数量较少，趺伏于泥沙中，逐渐变为化石。

2009 年 4 月 6 日至 23 日，中央电视台第九套英文国际频道《自然与科学》栏目对古石龙《巨龙阵》进行 14 集连播，通过现代科学视角对古石龙龙址、龙宫、龙首、龙脉、龙池及王陵等背后的玄机进行详细解说，层层揭开邯郸县古石龙的神秘面纱。在对各种说法进行逐一分析推理后，展示给观众种种"谜团"，肯定了石龙群对研究我国古代地质状况和研究龙文化、龙起源，特别是新旧石器前期先民的生活和思想等，均具有很高的研究价值，提供了珍贵的实物资料。

邵雍

安乐佳城是宋代文学家、思想家、哲学家、预测学家、易经大师、河洛文化的继承者和发展者康节公邵雍的墓园。康节公的墓地位于伊川县南 9 公里的平等乡西村卧龙山之阳，有专门修的水泥路直接到康节公墓地。那里是国家级重点文物保护单位，有专人看管。墓地占地面积六十亩，周围有围墙，墓园围墙的每一块砖均印有"邵夫子墓"四个字。墓碑上书"宋先儒康节邵夫子墓"。邵雍被宋代皇帝赐谥"康节"，并封为"新安伯"，意为新城安乐之伯。程颢称他为"内圣外王"。

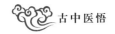

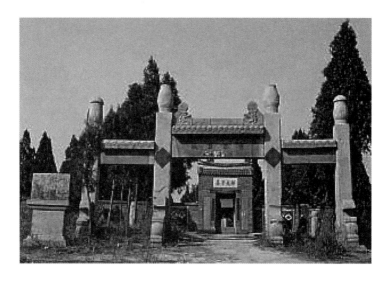

邵雍曾随父亲邵古隐居于伊川神阴原西南（今平等村）。"水流其门，浩然其趣"，其父自号伊川丈人。墓园中西北立有邵雍父亲的墓志铭碑，平等村内有邵夫子祠旧址。康熙皇帝亲书"学达性天"匾挂于该祠。

邵康节著有《皇极经世书》《伊川击壤集》《渔樵问对》《观物内处篇》等哲学名著，对上古史演变、朝代兴衰规律有独到的研究。尤其是他所画的伏羲六十四卦方图和圆图按二进制数码排列，是后世电子计算机采用二进制的理论基础，为世界科学文明做出了不朽的贡献。电子计算机和数码技术的推广，为社会创立了巨大的财富。

邵康节的34代孙、当代香港亿万富翁邵逸夫先生，自1987年至2003年向中国内地文化教育事业、医疗卫生、慈善事业捐款达30亿港元。邵康节后裔、人民日报社社长、解放军中将、中国新闻工作者协会会长邵华泽，1994年题词"岁月易凋谢，善恶难湮论"，刻碑立于邵夫子墓山门前。邵康节后裔还有预测学者邵伟华等。五湖四海的人们纷纷到安乐佳城来寻找灵感，拜谒这位不朽的思想家和易学圣人。

那么，这样一位易学大家，他选择的墓地情况如何呢？在平等村西，1993年，伊川普查地下石油。地震勘探中，在平等乡龙头沟中发现了长90多米、高近10米的巨型天然石龙。天然石龙，到邵夫子墓不到3公里……

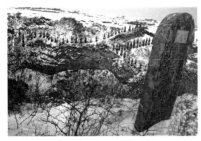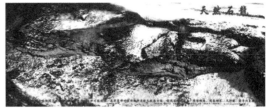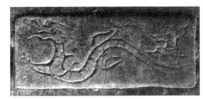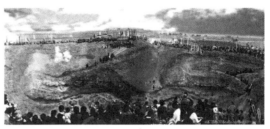

龙头沟壁上有石龙全长 90 多米，高 9.5 米，头西身东，尾藏匿于山中，头、须、牙、眼、爪、翅、鳞俱全，头长方如鳄，利齿上下两排，张口长舌居中，印吻、吻前双须前伸上昂，下颌平，眉上龙颜，顶生双角，一角斜上，一角斜下，龙头平展仰起，龙颈向后复向下弯曲，又平与腹相连，龙背生巨翅，龙爪从龙胸向前伸出于颌下，落爪于地，通体连贯，三波九折，宛若腾云驾雾，为名副其实的"神龙首"。自秦、汉以来文献所记有蛴氏安登（女登）游华阳感神龙首于常羊生炎帝之说，学者均不知所指为何地，今伊川大莘常元羊家坡之石神龙，于此证实。故有炎帝本起烈山（厘山）之说。

典妃有蛴氏女安登感神龙首生炎帝神农的"神龙首"，实际是长达 90 余米的巨型天然石龙，位于熊耳山脉的洛阳伊川龙头沟。这里有一个甘山台常阳（常园）的地方，有九条沟溪，世称"九龙之地"。中间一沟为龙头沟，沟中有泉曰黄龙泉，泉水长流不息东流注于伊水，这在《水经注·伊水》中有记载："长水出新城西山，东流注于伊水。"龙泉附近称作羊架坡，世称常羊坡、常羊山、牵羊坡。宋代邵雍所著《伊川击壤集》中记载："十八日越牵羊坡南达伊川坟上。"并赋诗曰："陆海卧龙收爪甲，云山胜处追寻偏。春雷惊起千年蛰，笔下苍龙自往还。"

据地质考古学家考察，这个巨型石龙，是地下水中碳酸钙离子长期自然聚集，又经一系列地质变化而形成，年代久远，龙形逼真，属天然石龙奇观。我发现，凡是神迹，包括贵州平塘的六字崖，必是"天然、自然"，其背后的文明内涵却成了历史谜团。其附近有著名的古城南裴李岗文化遗

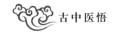

址（距今 8500 年）、穆店旧石器遗址（距今 36 万年）、马回营北遗址（距今 5000 ~ 4000 年）。在天然石龙附近出土有古人为祭龙而摆放的石器，表明先民早已将石龙作为崇拜的神物。

据古籍文献《春秋纬·元命苞》记载："少典妃安登游于华阳，有神龙首，感之于常羊，生神农。"炎帝神农氏的母亲有蟜氏安登，在"常羊"游玩时看到一个巨大的神龙首，激动万分，竟有所感，后来生下儿子，长大后有盛德，教民种五谷，发展农业，尝百草，创中医中药，称为农业之神，"**故人号曰神农氏**"。据考证，我们常说的"**炎黄子孙，龙的传人**"，就是源于这个传说。天然石龙正位于常水之源头羊家坡龙头沟，这里有九条以龙命名的沟，有望龙台、龙王屯、黄龙庙、凰龙泉、炎帝庙等。天然石龙的尾恰巧指向伊阙龙门，人们说这个石龙正是传说中的神龙。著名龙文化研究学家王大有先生所著的《图说中华文明大典·三皇五帝时代》，把伊川石龙地区大辛确定为第一代炎帝神农氏诞生圣地。

在平等村西，邵夫子墓不远处还有中华第一名相伊尹祠。伊尹是中医汤剂始祖，著有《伊尹汤液》，泽被后世。

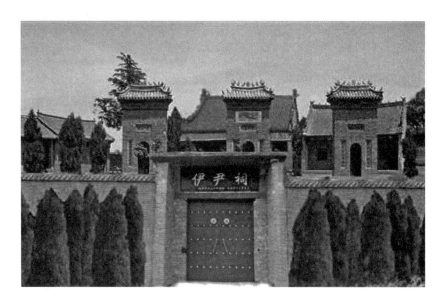

伊尹出生地伊川大莘地空桑地方圆二十公里内，有四十多处古文化遗址，距大莘地较近的有著名的古城南、马回营北、白元、土门等古文化遗

址，从新石器文化到夏、商周文化非常丰富，是孕育出名相伊尹的历史文化基础。《洛阳市文物志》记载，大新村（即大莘店村伊尹祠东不远）村内出土过商周时期青铜马车，青铜马车的车辖现存洛阳文物工作队。伊川还出土刻有铭文的商代"子申父己"鼎（原存洛阳市博物馆），是佐证名相伊尹故里伊川的历史考古学基础。

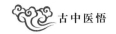

运气病例解：五运六气—全息之气

【全息之气】

地球时空分为年月日时及二十四山向，以太阳为中心的地球旋转，在地球上形成年月时间概念；以地球为中心的太阳旋转，在地球上形成日时的时间概念。实际上都是日地月的旋转体系，只是运动的参照系不同而已。这就是年月日时的天体机制。"运气九篇"是关于年月的运气机制，根据年月与日时的同一机制，这个运气也同样适用于日时。这就是全息之气，并不是中医界所认为的只用于年月时空。马宗素的《伤寒钤法》就论述了关于日时时空的运气论治。

【病案】

1. 甲戌日土气自伤病：痛风

周某，男，56岁。1998年5月27日（甲戌日）下午突发左足背红肿热痛，以左足大脚趾第一关节为著，检查血尿酸高，以"痛风"对症治疗3天，静滴抗生素，口服秋水仙碱等，症状无明显好转，患者夜间疼痛难忍，彻夜不眠。诊其脉搏弦紧应手，属于甲戌日土气自伤病，给予口服补中益气汤，党参30g，黄芪100g，余药物原方原量，同时给予针刺足三里，留针30分钟，当晚疼痛即减少七成，2剂后病除痛止。

2. 乙酉日金气自伤病：支气管扩张咳血

杨某，女，60岁。1999年9月30日（乙酉日）夜突发咳血，胸痛，经医院检查诊断为支气管扩张咳血，不排除肿瘤。诊其脉弦硬，属于乙酉日金气自伤病，入院止血，同时服用补中益气汤，党参50g，黄芪100g，余药物原方原量，入院当晚血即止住，连续服用补中益气汤10天，后复查胸片未见异常。

乙酉日，太乙天符金日，金气自胜，并不是所有人都发病，必是金气已胜自刑之人，和所在之地理构和，相感而病金气，破金藏。金气有余，表现不同，或燥，或气急，或咯血，或皮肤疥癣，或咳，或悸等，"气有余，则制己所胜而侮所不胜；其不及，则己所不胜侮而乘之，己所胜轻而侮之"。至于脉象，当时所触之脉即如此，涩滞脉大失血伤气血后可出现，但不是必定出现的脉象，之所以弦硬，考虑可能是这类运气病的一个特点，因为这五个病案的脉都不软，几乎都是应手即得。木火刑金，那是人身小宇宙的木火刑金，病例是在研究大宇宙的五行本气自伤病，大宇宙日干支的运气是金气自胜，物极必反，伤及人身自身小宇宙的金气金藏，所以用药只是按照运气干支的五行属性化合用药，至于机理，有待进一步研究，临床疗效是好的。用补中益气汤的考虑就是补人身的金气。

3. 丙子日水气自伤病：脑部胶质细胞瘤

王某，男，26岁。1998年9月26日（丙子日）下午突然出现恶心、呕吐、头痛、头晕、视物不清。CT检查报告：胶质细胞瘤。诊其脉弦紧，属于丙子日水气自伤病，入院对症支持治疗，同时给予口服参芪金匮肾气汤，党参60g，黄芪120g，桂枝20g，制附子（白色）15g（先煎2小时，尝口不麻后加入他药），余药物原方原量，连续服用1个月。之后CT检查未见异常，病症消失。

4. 丁亥日木气自伤病：十二指肠球部溃疡、幽门梗阻

崔某，男，35岁。平素有十二指肠球部溃疡病史。2000年5月29日（丁亥日）十二指肠球部溃疡病突然加重，出现恶心、呕吐、胃痛、胃胀、泛酸、"烧心"、不能进食，食入2小时后即吐。胃肠透视：幽门完全梗阻。建议检查胃镜及手术治疗，患者未同意，补液对症治疗。诊其脉弦紧滑，属于丁亥日木气自伤病，给予口服参芪金匮肾气汤，党参60g，黄芪120g，桂枝20g，制附子（白色）10g（先煎2小时，尝口不麻后加入他药），余药物原方原量，1剂后病去一半，可入流食，3剂后病愈如常。

5. 戊寅日火气自伤病：椎基底动脉供血不足

陈某，女，56岁。2002年5月10日（戊寅日）突发眩晕，恶心呕吐，视物旋转，不敢睁眼，周身大汗，皮肤湿冷，稍动即晕，自觉翻天覆地，痛苦异常，怕冷。静滴扩张脑血管药物5日，症状缓解不明显。诊其脉弦，属

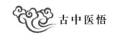

于戊寅日火气自伤病，给予口服参芪四味回阳饮，党参 60g，黄芪 120g，桂枝 20g，制附子（白色）10g（先煎 2 小时，尝口不麻后加入他药），干姜 25g，炙甘草 20g。一剂知，三剂已。

六十年内，有天符十二年，岁会七年，同天符六年，岁会同天符二年，同岁会六年，太乙天符四年，干德符四年，顺化运十二年，天刑运十年，小逆运十二年，不和运十二年，共二十六年，其余三十四年并不是如此极端。《经》曰："天符谓执法，岁会曰行令，太一天符曰贵人。邪之中人，中执法者，其病危而速；中行令者，其病徐而持；中贵人者，其病暴而死也。"的确如此。

运气同化就是五运与六气同类化合。运与气在六十年变化当中，除互为生克、互为消长外，还有二十六年同化关系。此种关系是因运与气两者性质相同而产生同一性质的变化。包括木同风化、火同暑热化、土同湿化、金同燥化、水同寒化。因岁运有太过不及，岁气有司天在泉，因而有同天化同地化的差别。其表现类型有天符、岁会、同天符、同岁会、太乙天符五种。在六十年甲子周期中，计有二十六年为运气同化。

天符：该年岁运之气与司天之气的五行属性相同，包括乙卯年、乙酉年、丙辰年、丙戌年、丁巳年、丁亥年、戊子年、戊午年、己丑年、己未年、戊寅年、戊申年，计十二年。

岁会：该年岁运的五行属性与岁支的五方正位相同，包括甲辰年、甲戌年、乙酉年、丙子年、丁卯年、戊午年、己丑年、己未年，计八年。

同天符：逢阳干之年，太过的岁运之气与在泉之气相合同化，包括甲辰年、甲戌年、庚子年、庚午年、壬寅年、壬申年，计六年。

同岁会：逢阴干之年，不及的岁运之气与在泉之气相合同化，包括辛丑年、辛未年、癸卯年、癸巳年、癸酉年、癸亥年，计六年。

太乙天符：既是天符，又是岁会的年份，包括乙酉年、戊午年、己丑年、己未年，计四年。

在这些干支的日时时空里，如果遇到类似的急性病或慢性病急性发作，不妨试一试，看看按照日运气思路治疗是否有效。

日时干支的运用就是古中医学在量上的变化，我解释的年月与日时的天文机制很少有人会想到。看一下《伤寒钤法》即可恍然大悟，《伤寒论》《黄帝内经》中有大量篇幅论述了中医与干支的定量关系。

《正体类要》为明代医家薛己所著关于伤科损伤内外治法的专著。其中一个案例如下："一女子年十七，闪右臂，微肿作痛，寅申时发热……经水果先期而至。"在这则医案中，发热虽不属少阳"往来寒热"的典型热型，为何以小柴胡汤和解论治？结合全症分析，其发热不见恶寒，不见大汗、烦渴，故非太阳、阳明之证。而寅申时发热，那更是《伤寒钤法》中提到的"少阳证歌纪字号一症寅申，少阳一证，纪字为号，柴胡所主，更无别敎"。由于木郁化火，热伏冲任，故"经水果先期而至"，以"四物汤合小柴胡汤四剂热退"。

十干：甲丙戊庚壬为天数五主阳，乙丁己酉癸为地数五主阴。《黄帝内经》以阳配腑，以阴配脏。《脏气法时论》曰："肝主春，其日甲乙。心主夏，其日丙丁。脾主长夏，其日戊己。肺主秋，其日庚辛。肾主冬，其日壬癸。"

十二地支分为四方。亥子丑配北方水，寅卯辰配东方木，巳午未配南方火，申酉戌配西方金，又主一年十二月之气。人有六气，以生十二经，上应天的十二辰。张仲景的《伤寒论》专讲六气，概括疾病本源。

> 甲胆乙肝丙小肠，丁心戊胃己脾乡，
> 庚属大肠辛属肺，壬属膀胱癸肾脏，
> 三焦亦向壬中寄，包络同归入癸方，
> （三焦阳火需归丙，包络从阴丁火旁）
> 阳干宜纳阳之府，脏配阴干理应当。

> 肺寅大卯胃辰宫，脾巳心午小未中，
> 申膀酉肾心包戌，亥焦子胆丑肝通。

人身四柱，水火相宜，金木临旺，土库冠带之地均无病，反之为有病。

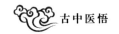

具体来说，寒、暑、湿、燥、火为病因，肝、心、脾、肺、肾五脏为病位。日干支强弱，刑冲克害为病理。旺为实，弱为虚；实为自病，虚为邪病。

有的人患病时间长，有的人患病时间短，这是由岁运决定的。四柱中，原命局中患病主终身病，大运为一运十年之病，时间长。流年太岁患病时间短，或是突发疾病。大运、太岁流年都是人生命的五行之气，又是人名利得失的情志表现，也是人的外界环境、饮食起居劳役、享乐的所在，人的七情六欲、喜怒哀乐直接关系着人的身心健康。

如何计算病症情况，以日干为主气，其他为客气，月令为节候。天干为阳为动气，地支为阴为静气。细看命局主客旺衰、虚实表里，对照大运、流年相结合诊察，来判断患者病症的轻重与死生之期。一般阴阳平衡紊乱偏差，主客脏气受邪气入侵，只是得一般病。若果天克地冲，动静失平，阴阳阻隔，将会有灾伤事故发生。

地支如同大地，冲克如地震，山崩地裂，自然发生灾伤。要判断灾伤事故发生的部位，用洛书九宫图来对应人身象症，方法另讨论。要问疾病灾伤发生的具体年日，阳日干生人应阳年，阴日干生人应阴年，同理，阳年生人应阳年，阴年生人应阴年，反之就轻一点。

用四柱可以断病，以干支为工具的运气法也同样可以断病。用孤虚法计算病机也是一个秘诀。

运气解伤寒之一：病气

十五日得一气，于四时之中，一时有六气，四六名为二十四气。

然气候亦有应至仍不至，或有未应至而至者，或有至而太过者，皆成病气也。

二十四节气，节有十二，中气有十二，五日为一候，气亦同，合有七十二候，决病生死，此须悟解也。

春气温和，夏气暑热，秋气清凉，冬气冰冽，此则四时正气之序也。

冬时严寒，万类深藏，君子周密，则不伤于寒。触冒之者，则名伤寒耳。其伤于四时之气，皆能为病。以伤寒为病者，以其最盛杀厉之气也。中而即病者，名曰伤寒；不即病，寒毒藏于肌肤，至春变为温病，至夏变为暑病。

暑病者，热极重于温也。是以辛苦之人，春夏多温热者，皆由冬时触寒所致，非时行之气也。

凡时行者，春时应暖而反大寒；夏时应热而反大凉；秋时应凉而反大热；冬时应寒而反大温。此非其时而有其气，是以一岁之中，长幼之病多相似者，此则时行之气也。

夫欲候知四时正气为病，及时行疫气之法，皆当按运气之法占之。

111

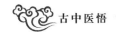

运气解伤寒之二：寒温疫病

【疫疠之气】

参看《素问·遗篇·刺法论》《素问·遗篇·本病论》。

【伤寒】

从霜降以后，至春分以前，凡有触冒霜露，体中寒即病者，谓之伤寒也。九月十月寒气尚微，为病则轻；十一月十二月寒冽已严，为病则重；正月二月寒渐将解，为病亦轻。此以冬时不调，适有伤寒之人即为病也。

【冬温】

其冬有非节之暖者，名曰冬温。冬温之毒，与伤寒大异，冬温复有先后，更相重沓，亦有轻重，为治不同。

【温病】

从立春节后，其中无暴大寒，又不冰雪；而有人壮热为病者，此属春时阳气，发其冬时伏寒，变为温病。

【时行寒疫】

从春分以后，至秋分节前，天有暴寒者，皆为时行寒疫也。三月四月或有暴寒，其时阳气尚弱，为寒所折，病热犹轻；五月六月阳气已盛，为寒所折，病热则重；七月八月，阳气已衰，为寒所折，病热亦微。其病与温相似，但治有殊耳。

运气解伤寒之三：太阳病、太阴病之运气解

寒湿相遘，燥热相临，风火相值。

【太阳、太阴之为病有主客之分也】

太阳司天，主胜，则喉嗌中鸣（桂枝汤证）；客胜，则胸中不利，出清涕，感寒则咳也（麻黄汤证）。

太阴在泉，主胜，则寒气逆满，食饮不下，甚则为疝（桂枝加芍药汤证、桂枝加大黄汤证）；客胜，则足痿下肿，便溲不时，湿客下焦，发而濡泄，及为阴肿，隐曲之疾（桂枝去芍药加茯苓白术汤证、小柴胡加茯苓白术汤证）。

太阴司天，主胜，则胸腹满，食已而瞀（承气辈）；客胜，则首、面、跗肿，呼吸气喘（桂枝加厚朴杏子汤证）。

太阳在泉，以水居水位，无所胜也。

【有胜必有复，无胜则无复也】

太阴之胜，则火气内郁，疮疡于中（栀子豉汤类证）；流散于外，病在胠胁甚则心痛热格（上热下寒证）；头痛，喉痹，项强（大青龙汤证）；又或湿气内郁，寒迫下焦，少腹满，腰椎痛强，注泻，足下湿，头重，跗肿，足胫肿，饮发于中，跗肿于上（小青龙汤证）。

其复也，则体重，中满，食饮不化，阴气上厥，胸中不便，饮发于中，

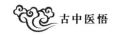

咳喘有声，头项痛重，掉瘲尤甚（桂枝加葛根汤证、葛根汤证）；呕而密默，唾吐清液，甚则入肾，窍泻无度（理中、四逆辈）。

太阳之胜，则病痔疟，发寒，厥入胃，则内生心痛，阴中乃疡，隐曲不利（太阳蓄水证）；亘引阴股筋肉拘苛，血脉凝泣，络满血变（太阳蓄血证）；或为血泄（葛根芩连汤证）；皮肤痞肿，腹满时减，热反上行，头项囟顶脑户中痛，目如脱（麻杏甘石汤证、白虎加人参汤证）；寒入下焦，则传为濡泄（理中加黄芪汤证）。

其复也，则心胃生寒，胸膈不利（结胸证）；心痛痞满（痞证）；头痛，善悲，时发眩仆，食减，腰椎反痛，屈伸不便，少腹控睾引腰脊上冲心（奔豚汤证、桂枝加桂汤证）；唾出清水，及为哕噫，甚则入心，善忘，善悲，寒复内余，则腰尻痛，屈伸不利，股胫足膝中痛（桂枝加附子汤证）。

1. 辨病发于阳与病发于阴：病发于辰戌太阳寒水，谓发于阳；病发于丑未太阴湿土，谓发于太阴。

2. 太阳病变证。

3. 虚证。

4. 上热下寒证。

5. 太阳蓄水证。

6. 太阳蓄血证。

7. 结胸证。

8. 痞证。

运气解伤寒之四：少阳病、厥阴病之运气解

厥阴司天，主胜，则胸胁痛，舌难以言；客胜，则耳鸣，掉眩，甚则咳逆。

少阳在泉，主胜，则热反上行，而客于心，心痛发热，格中而呕（厥阴病提纲）；客胜，则腰腹痛，而反恶寒，甚则下白溺白（紫参汤证）。

少阳司天，主胜，则胸满，咳逆，仰息（柴胡芍药枳实甘草汤证）；甚则有血，手热；客胜，则丹疹外发，及为丹熛，疮疡，呕逆，喉痹，头痛，嗌踵，耳聋，血溢，内为瘛疯。

厥阴在泉，主胜，则筋骨繇并，腰腹时痛；客胜，则关节不利，内为痉强，外为不便（乌头桂枝汤证、大乌头煎证）。

厥阴之胜，则病耳鸣，头眩，愦愦欲吐，胃膈如寒，胠胁气并，化而为热，小便黄赤，胃脘当心而痛，上及两胁，肠鸣，飧泄，少腹痛，注下赤白，甚则呕吐，膈不通（乌梅汤证）。

其复也，则少腹坚满，里急暴痛，厥心痛，汗发，呕吐，饮食不入，入而复出（麻黄升麻汤证、干姜黄芩黄连人参汤证）；筋骨掉眩清厥（吴茱萸汤证）；甚则入脾，食痹而吐（当归四逆汤证、当归四逆加吴茱萸生姜汤证）。

少阳之胜，则病热客于胃，心烦而痛，目赤呕酸，善饥，耳痛，溺赤，善惊谵妄，暴热消烁（少阳中风）；少腹痛，下沃赤白（白头翁汤证）。

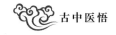

其复也，枯燥，烦热，惊瘛，咳，衄，心热，烦躁，便数，憎风，厥气上行，面如浮埃，目乃眴瘛，火气内发，上为口糜，呕逆，血溢，血泄（柏叶阿胶汤证）；发而为疟，恶寒鼓栗，寒极反热（小柴胡汤证）；嗌络焦槁，渴饮水浆，色变黄赤，少气肺痿，化而为水，传为胕肿，甚则入肺，咳而血泄（白虎汤证）。

运气解伤寒之五：少阴病、阳明病之运气解

少阴司天，主胜，则心热，烦躁，胁痛支满（黄连阿胶汤证）；客胜，则鼽嚏，颈项强，肩背瞀热，头痛，少气，发热，耳聋，目瞑，甚则胕肿，血溢，疮，喑，喘咳（猪肤汤证、桔梗汤证、苦酒汤证）。

阳明在泉，主胜，则腰重，腹痛，少腹生寒，下为鹜溏（理中汤证、大建中汤证）；寒厥于肠，上冲胸中，甚则喘满，不能久立（附子粳米汤证）；客胜，则清气动下，小腹坚满，而数便泄（大黄附子细辛汤证、承气汤证）。

阳明司天，主胜，则清复内余，咳，衄，嗌塞，心膈中热，咳不止而白血出者死（白虎汤证、猪苓汤证）；金居少阳之位，客不胜主也。

少阴在泉，主胜，则厥气上行，心痛发热，膈中众痹皆作，发于胠胁，魄汗不藏，四逆而起（四逆汤证）；客胜，则腰痛，尻、股、膝、髀、腨、胻、足病瞀热以酸，胕肿不能久立，溲便变（麻黄附子细辛汤证、麻黄附子甘草汤证）。

少阴之胜，则病心下热，善饥，脐下气动，气游三焦，呕吐，躁烦（吴茱萸汤证）；腹满而痛，溏泄赤沃（桃花汤证）。

其复也，则燠热内作，烦躁，鼽嚏，少腹绞痛，嗌燥（半夏散及汤证）；气动于左上行于右，咳则皮肤痛，暴喑（通脉四逆汤证）；心痛，郁冒不知人，洒淅恶寒振栗（附子汤证）；谵妄，寒已而热，渴而欲饮，少气，骨痿，膈肠不便，外为浮肿（真武汤证、白通汤证）；哕噫，痱疹，疮疡，痈疽，痤痔，甚则入肺，咳而鼻渊。

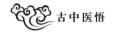

阳明之胜，则清发于中，左胠胁痛，溏泄，内为嗌塞，外发㿉疝，胸中不便，嗌而咳（小柴胡汤证）。

其复也，则病生胠胁，气归于左，善太息，甚则心痛痞满，腹胀而泄（承气汤类）；呕苦，咳哕烦心，病在膈中，甚则入肝，惊骇筋挛（茵陈蒿汤类、抵当汤证、大柴胡汤证）。

1. 阳明病本证、阳明病热证、阳明病实证。
2. 少阴病本证、少阴病寒化证、少阴病热化证。

重弹桂林古本《伤寒杂病论》六气主客篇的真伪

　　香港汉坤中医诊所陈伟坤认为，桂本除了对宋朝传刻的《伤寒论》中谬误矛盾之处多所修正，并增补运气、温病、六淫等内容，构成一部结合温病、伤寒、杂病、运气、六淫等理法方药完整的医学全书，一时之间造成研究热潮。唯桂本流传经过太过离奇，对于《伤寒论》的争议条文斧凿痕迹太深，所增条文不似东汉行文风格，多处启人疑窦，无法令人真正信服。比对《黄帝内经》后，发现桂本中六气主客条文内容有误，且多处引用宋朝林亿校注之语，足见其为宋朝以后所增，绝非仲景原文，与其序言自相矛盾。他依宋朝林亿重刻王冰注释《素问》中有关运气学内容，研究桂林古本《伤寒论》第三卷六气主客内容谬误之处。笔者根据自己的理解逐一分析，论述如下。

　　1.陈伟坤说：经比对《黄帝内经》后，发现桂本中六气主客条文内容有误，且多处引用宋朝林亿校注之语，足见其为宋朝以后所增，绝非仲景原文，与其序言自相矛盾。

　　辨析：陈伟坤首先承认现传《伤寒论》版本有多处"谬误矛盾"（如"桂本除了对宋朝传刻的《伤寒论》中谬误矛盾之处多所修正"云云），其次承认桂本流传经过太过离奇。笔者也研究对比过全篇桂本《伤寒论》与现本《伤寒论》之间的不同，发现现本《伤寒论》属于支离破碎的版本，有的条文衔接突兀，有的条文前后不搭，有头无尾，有尾无头，就"伤寒例"与"杂病例"两篇序文即可定桂本较现本于情于理的多。况且研究《伤寒论》，就应该运用运气学说，这是中医医道的逻辑所然，而桂本正是这一医道逻辑的完美体现。至于"于《伤寒论》的争议条文斧凿痕迹太深，所增条文不似东汉行文风格，多处启人疑窦，无法令人真正信服"，这只是一家之言。又说"六气主客条文内容有误，且多处引用宋朝林亿校注之语"，笔者未发现，

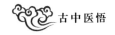

只凭几句就断定"足见其为宋朝以后所增，绝非仲景原文，与其序言自相矛盾"，笔者不敢苟同。

研究《伤寒论》，我们遵古，不是泥古。遵古是指遵守古中医的医道医理，遵守《伤寒论》的医学逻辑，不是拘泥于几个字句的咬文嚼字。而现在学院派研究《伤寒论》正是这种所谓的训诂法，执着于几个字句的辩论，抓不住医道医理的精髓。

2.陈伟坤说：原条文以"厥阴生少阴，少阴生少阳"，六气相生，作为客气主气推移的论说依据。但依《黄帝内经》对六气推移的论述，并未见六气相生的论点。

辨析：主气就是五行相生的顺序，客气是阴阳的往复循环。主运是五星的地气，客运是阴阳的地气；主气是五星的天气，客气是阴阳的天气。所以桂本说：厥阴生少阴，少阴生少阳，少阳生太阴，太阴生阳明，阳明生太阳，太阳复生厥阴，周而复始，久久不变，年复一年，此名主气；厥阴生少阴，少阴生太阴，太阴生少阳，少阳生阳明，阳明生太阳，复生厥阴，周而复始，此名客气。这是《阴阳大论》的说法，所以"依《黄帝内经》对六气推移的论述，并未见六气相生的论点"的论述是错误的。

3.陈伟坤说："主气与客气的起始点是一致，不会有三十度之差"云云。

辨析：桂本原文说："问曰：其始终奈何？师曰：初气始于大寒，二气始于春分，三气始于小满，四气始于大暑，五气始于秋分，终气始于小雪，仍终于大寒，主客相同，其差各三十度也。"其实质是说，主气与客气的理论值与二十四节气相应。主气不变，年年如此。理论上客气也应如此，但是由于每个太阳年是365.25天，每年都有一个5.25的余气，就会产生阳九百六等灾年灾月。与月球的朔望月相应，就会有19年7个闰月的阴阳历法的安排，章部纪元等历法阴阳的穿插，所以会导致每年的客气不准，向前向后可延长至30天，主气与客气不同步，客气在主气之前的15天至主气后的15天（有说13天），所以会导致一年三个司天的运气。这是客气的变数所在，也是瘟疫的根源所在。运气有常数、变数之分，这是《素问》运气七篇中没有论述的，而陈伟坤正是以此立论。殊不知《素问·遗篇·刺法论》二篇正是运气学说变数的论述，可是有几人能读懂呢？

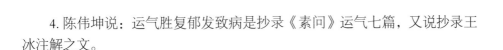

4.陈伟坤说：运气胜复郁发致病是抄录《素问》运气七篇，又说抄录王冰注解之文。

辨析：其实不知是谁抄录谁，因为桂本引述的是《阴阳大论》及《素问》《九卷》。

5.陈伟坤说："假如太阳司天，而运当甲己，夫甲己土运也，太阳寒水也，土能克水，太阳不能正其位也。"如五常政大论所言，主运与主气合论，太阳司天，甲己土运，为甲辰、甲戌年，是为敦阜之纪。在六元正纪大论所言是为太阳之政，甲戌、甲辰岁，上太阳水，中太宫土运，下太阴土，寒化六，湿化五。所举之例，并不存在太阳正不正位的问题，令人有不知所云之慨。

辨析：原文："师曰：子知六气，不知五运，未尽其道，今为子言，假如太阳司天，而运当甲己，夫甲己土运也，太阳寒水也，土能克水，太阳不能正其位也；又如厥阴司天，而逢乙庚金运；少阴少阳司天，而逢丙辛水运；太阴司天，而逢丁壬木运；阳明司天，而逢戊癸火运，其例同也。"这里运克气，司天不能准时而至，这正是《天元玉册》的内容。而运气七篇所说的是运气常数，不是变数。

《六元正纪大论》："帝曰：善。五运气行主岁之纪，其有常数乎？岐伯曰：臣请次之。"胜复郁发等皆是主客运气的常数变化，即现代科学所谓的基础理论，而实际应用绝非如此机械简单。《素问·遗篇·刺法论》二篇确是变数的模板及开窍开悟之篇，醍醐灌顶之作！

何谓常，何谓变，常即理论，变即实际变化，即实践。

《黄帝内经》运气七篇说的就是理论，就是运气理论的基本框架，所以无论是数术还是象变，都是理论框架。而运气的遗篇《刺法论》，确是变数的典范。百步之内，阴晴不同；一天之中，寒暑异数。何谓之因？皆因天地之气的高下有异，形神不同。即天之运气如此，但是具体到某一地，又因地势、地形不同而产生不同的温热寒凉，这是堪舆的飞星技术，这也是扁鹊学派的运气理论与实践……

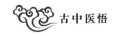

综上所述，"桂林古本《伤寒杂病论》六气主客的内容绝非仲景所著的原文"的论断很武断，宋朝的校注文句不排除抄袭前人古书。现本运气学说的内容，只是整个运气内容的1/4而已。

阴阳的物质基础是什么？现代科学关于物质与能量的认识基本上反映了阴阳的物质基础。阴阳的物质结构，其大无外，其小无内。但是，现代科学认识的物质能量表现形式基本上为电、磁、光、声、引力等五种基本形式，这些表现形式的不同，实际上就是物质在不同时空的表现，五种形式可以相互转化。其中电磁的相互转化，我们知道楞次定律、麦克斯韦方程等已经给出了一个经验定律。光的波粒二象性，我们也了解一些，其实光是能量的一种时间表现形式。光有七色之分，还有红外、紫外等，而我们人类的眼睛却只能看到有限的可见光这层空间的物质。声音也是电磁波的一种表现方式，引力是最基本的力学效应，有强弱引力等，其实这也是电磁的一种基本方式。在我的《无极之镜》里会有详细论述。

表现在天地之间的阴阳，人类能认识到的主要是光和电磁效应。我国古代堪舆主要是依赖于罗盘来定山向，而这个罗盘的实质就是指南针，就是利用磁场的力学效应来计算飞星与山向的吉凶。一根实物立起，它的朝阳面与背阳面的光与电磁量的辐射数值绝对不同。这就是阴阳的实质。光的红外线波段就产生热效应，紫外线产生辐射效应等。所以，没有绝对的阴阳，都是相对的概念。宏观上阴阳的产生机制确是日月地体系的旋转机制，其实质上就是能量的转化。

日月地如此，五星亦是如此。但是，日月地的天体运行轨迹与五星的天体运行轨迹，相对于地心说而言，是一个复杂的花瓣形轨迹，所以有特殊的力学效应。五星是五行的根本，五行是天体运行机制，五运是五行作用于地球后在地上产生的地气效应。日月是阴阳的根本，一分法，太极，天元太乙；二分法，天地，两仪四象八卦六十四卦；三分法，天地人，三阴三阳。运气是阴阳的地气。

中医不只是实践医学，更是医道！中医的继承与发扬不需要意气用事，不需要沽名钓誉。"工欲善其事，必先利其器"，出自《论语》，孔子说的话。孔子告诉子贡，一个做手工或工艺的人，要想把工作完成，做得完善，应该先把工具准备好。学习和研究中医也是如此，如果在古代，就必须掌握天文、地理、人事，古代的医学大家几乎都精通天文、水利、堪舆等知识，如孙思邈、张景岳等。如果在现代，就必须掌握现代的科学知识，如物理、化学、天文、地理、西医等。

【转载魏雪舫：桂本与宋本《伤寒论》方药比较】

仲景著作，自古本发现以来，已引起中外学者的重视。其中以桂林古本《伤寒杂病论》（原名白云阁藏本）为最佳。该书论述详尽，内容丰富，说理真实，用之有效。既可补宋本文献之缺失，又能借以订正不少条文因错简讹脱所致之谬误。不仅文字内容较通行本多三分之一，尤其是还保存了近百首汉代佚方，这对于加深了解中古时期的医药成就，更显得十分重要。现从古本所载方药部分，与宋本《伤寒论》《金匮要略》进行比较分析。经初步统计发现，除桂本多出方剂 80 余张外，还有不少方同药异、方异药同的现象，而宋本载方，桂本所无者，亦在数十张以上。从其异同之处，不难看出宋本疑阙之多，而且在方证符合、用药繁简上还存在不少问题。这些都有待于进行深入的理论研究和临床实践验证。

一、桂本与宋本方药异同考证

为方便检索，兹择要录出，以资参考。

注：桂林古本《伤寒杂病论》原据广西人民出版社 1980 年出版，该书无方剂索引。现有民间中医网经典古籍编撰组整理校印之新版桂林古本《伤寒杂病论》，内容完备，文字无误，标点正确，条目清晰，附编方剂索引，极便检索。今据此书于古本佚方后面加注页码，可以查对。

（一）桂本载方，宋本所无

"卷三·伤寒例"：茯苓白术厚朴石膏黄芩甘草汤（23）、附子细辛黄连黄芩汤（23）、桂枝当归汤（63）、大黄石膏茯苓白术枳实甘草汤（24）、当归附子汤（24）。

"卷四·温病"：小柴胡加黄连牡丹皮汤（33）、地黄知母黄连阿胶汤（33）、石膏黄连黄芩甘草汤（34）、大黄黄芩地黄牡丹皮汤（34）、黄连黄芩

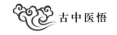

栀子牡丹皮芍药汤（34）、猪苓加黄连牡丹皮汤（34）、黄连黄芩阿胶甘草汤（34、35）、黄芩石膏杏子甘草汤（35）、地黄黄柏秦皮茯苓泽泻汤（35）、大黄香蒲汤（35）、茯苓白术甘草汤（35）、桂枝去桂加黄芩牡丹皮汤（36）、栀子汤（36、37、66）、白虎加地黄汤（36、37）、百合地黄牡丹皮半夏茯苓汤（37）。

"卷五·伤暑病"：白虎加人参黄连阿胶汤（39）、百合地黄加牡蛎汤（39）、瓜蒌茯苓汤（39、40）、竹茹半夏汤（40）、猪苓加人参汤（40）、黄连半夏石膏甘草汤（41）、白虎加桂枝人参芍药汤（41）、人参石膏汤（41）。

"卷五·热病"：黄连黄芩泻心汤（41、42）、黄连黄芩半夏猪胆汁汤（42）、大黄厚朴甘草汤（42）、黄连石膏半夏甘草汤（42）、地黄黄柏黄连半夏汤（42）。

"卷五·湿病"：黄芪桂枝茯苓细辛汤（43）、桂枝茯苓白术细辛汤（43）、白术茯苓厚朴汤（44）、麻黄茯苓汤（44）、鼻塞方（45）。

"卷五·伤燥病"：竹叶石膏杏子甘草汤（47）、麻仁白蜜煎（47）、栀子连翘甘草瓜蒌汤（47）、黄芩牡丹皮瓜蒌半夏枳实汤（47）、地黄黄柏茯苓瓜蒌汤（48）。

"卷五·伤风"：黄连黄芩麦门冬桔梗甘草汤（48）、枳实厚朴白术甘草汤（49）、桔梗甘草枳实芍药汤（49）、桔梗甘草枳实芍药加地黄牡丹皮汤（49）。

"卷五·寒病"：柴胡黄芩芍药半夏甘草汤（50）、枳实白术茯苓甘草汤（51）、枳实橘皮桔梗半夏生姜甘草汤（51）。

"卷六·太阳病上"：地黄半夏牡蛎酸枣仁汤（57）、竹叶石膏黄芩泽泻半夏甘草汤（57、58）。

"卷七·太阳病中"：人参地黄龙骨牡蛎茯苓汤（70）。

"卷八·太阳病下"：桂枝当归牡丹皮桃仁枳实汤（73）、连翘阿胶半夏赤小豆汤（73）、黄连阿胶半夏桃仁茯苓汤（73、74）、百合贝母茯苓桔梗汤

（74）、葶苈瓜蒌桔梗牡丹皮汤（74）、白术枳实桃仁干姜汤（74）、大黄厚朴枳实半夏甘草汤（74）、桂枝茯苓枳实芍药甘草汤（74、75）。

"卷九·阳明病"：白蜜煎（88）。

"卷十·太阴病"：白术枳实干姜白蜜汤（99）、黄芪五物加干姜半夏汤（99）、人参白术芍药甘草汤（99）、厚朴四物汤（99、100）、理中加黄芪汤（100）、桂枝去芍药加茯苓白术汤（100）、小柴胡加茯苓白术汤（100）。

"卷十一·少阴病"：四逆散（105、106）。

"卷十一·厥阴病"：当归四逆加人参附子汤（109）、人参附子汤（110）、人参干姜汤（110）、柏叶阿胶汤（111）、白头翁加阿胶甘草汤（112）、黄连茯苓汤（114、115）、小柴胡加茯苓汤（117）。

"卷十二·霍乱吐利病"：白术茯苓半夏枳实汤（119）、白术石膏半夏干姜汤（120）、四逆加吴茱萸黄连汤（120）、理中加人参瓜蒌根汤（120）、理中加附子汤（120、121）。

"卷十二·痓阴阳易瘥后病"：桂枝加附子当归细辛人参干姜汤（123）。

"卷十三·疟病"：白虎加桂枝人参汤（130）。

"卷十六·妇人各病"：干姜人参半夏丸（154）、桔梗甘草茯苓泽泻汤（157）、黄芪当归汤（158）。

以上共87方。其中"枳实厚朴白术甘草汤"与"厚朴枳实白术甘草汤"，用量虽异，药味相同，故仍作一方。与诸家统计为88方基本相符。此外，尚有宋本有名无方的"禹余粮丸、胶姜汤、黄连粉"三方，故桂本较宋本实际多出90方。

（二）宋本载方，桂本所无

通过比较可以看出《伤寒论》方基本上没有"宋本载方，桂本所无"这

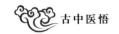

种情况。《金匮要略》所载附方部分，或标明引自《千金》《外台》等书的方剂，除"九痛丸"外，桂本一概没有。至于《金匮要略》附录中，杂疗方第二十三、禽兽鱼虫禁忌并治第二十四、果实菜谷禁忌并治第二十五等篇的内容，桂本也是一概没有的。

现将桂本没有的方剂录之如下：

"小儿疳虫蚀齿方、大黄甘草汤、大半夏汤、千金三黄汤、千金甘草汤、千金苇茎汤、千金生姜甘草汤、千金三物黄芩汤、千金麻黄醇酒汤、千金内补当归建中汤、千金桂枝去芍药加皂荚汤、风引汤、头风摩散、外台走马汤、外台茯苓饮、外台黄芩汤、外台牡蛎汤、外台柴胡去半夏加瓜蒌根汤、古今录验续命汤、防己地黄汤、阳旦汤、鸡屎白散、赤丸、杏子汤、肘后獭肝散、近效术附汤、厚朴三物汤、侯氏黑散、矾石汤、苓甘五味姜辛汤、苓甘五味加姜辛半夏杏仁汤、苓甘五味加姜辛半杏大黄汤、桂苓五味甘草去桂加姜辛半夏汤、蒲灰散、藜芦甘草汤、薯蓣丸"

以上 37 方，桂本未见。

（三）方同药异

《伤寒论》方：大柴胡汤，桂本有"大黄二两"；大黄黄连泻心汤，桂本作"大黄黄连黄芩泻心汤"，有"黄芩一两"；文蛤散，桂本即"文蛤汤"，原方改汤为散，非"文蛤一味"；四逆汤，桂本有"人参二两"；四逆散，桂本即"四逆汤"，原方改汤为散，非"柴芍枳草四味"；四逆加人参汤，桂本有"人参三两"，即原方"人参二两"，又加一两；通脉四逆汤，桂本有"人参二两"；桂枝加芍药生姜各一两人参三两新加汤，桂本作"桂枝去芍药加人参生姜汤"，无"新加汤"方名；桂枝去芍药加蜀漆牡蛎龙骨救逆汤，桂本无"蜀漆一味"；桂枝甘草龙骨牡蛎汤，桂本方后注有"甚者加人参三两"；当归四逆汤，桂本无"通草一味"，有"木通三两"；当归四逆加吴茱萸生姜汤，桂本作"当归四逆加吴茱萸生姜附子汤"，有"附子一枚"；麻黄升麻汤，桂本无"当归、葳蕤、芍药、天门冬、茯苓、石膏、干姜"七味，有"白术一两"，其余同。

《金匮要略》方：九痛丸，方中"生狼牙一两炙香"，桂本作"狼毒四两"；土瓜根散，桂本"土瓜根"作"王瓜根"；王不留行散，"川椒三分（除目及闭口，去汗）"，桂本作"蜀椒三分（去目）"；甘草粉蜜汤，方中"粉一两"未明何物，桂本作"白粉一两（即铅粉）"；竹叶汤，桂本无"防风、桂枝、附子"三味，其余同；竹皮大丸，方后注，"烦喘者加柏实一分"，桂本无此句；泽漆汤，桂本无"白前、黄芩、桂枝"三味；泻心汤，桂本无"黄芩"一味，仅有"大黄、黄连"二味（按：《伤寒论》方，大黄黄连泻心汤，即桂本"大黄黄连黄芩泻心汤"）；奔豚汤，桂本无"甘李根白皮一升"，有"桂枝三两"；射干麻黄汤，桂本无"紫菀、冬花"二味，"麻黄"仅用三两；桂枝芍药知母汤，桂本作"桂枝芍药知母甘草汤"，药仅四味，无"麻黄、生姜、白术、附子、防风"；温经汤，桂本无"半夏、麦冬"二味；鳖甲煎丸，桂本仅有"鳖甲、柴胡、黄芩、大黄、牡丹皮、䗪虫、阿胶"等七味，无其余十六味。

（四）方异药同

《伤寒论》方：三物小白散（《金匮》外台桔梗白散），桂本作"白散方"；桂枝附子去桂加白术汤，桂本作"白术附子汤"；栀子厚朴汤，桂本作"栀子厚朴枳实汤"；葛根黄芩黄连汤，桂本作"葛根黄连黄芩甘草汤"。

《金匮要略》方：人参汤，桂本无此方名，与"理中汤"药同（按：桂本此条作"桂枝人参汤"，即理中汤方中有"桂枝四两"）；大黄甘遂汤，桂本作"大黄甘遂阿胶汤"；大黄附子汤，桂本作"大黄附子细辛汤"；乌头汤，桂本作"乌头麻黄黄芪芍药甘草汤"；半夏厚朴汤，桂本作"半夏厚朴茯苓生姜汤"，方后注有"苦痛者，去苏叶，加桔梗二两"；滑石代赭汤，桂本作"百合滑石代赭汤"；麻黄附子汤，桂本作"麻黄附子甘草汤"；茵陈五苓散，桂本作"五苓散加茵陈蒿汤"；枳实薤白桂枝汤，桂本作"枳实薤白桂枝厚朴瓜蒌汤"；桂枝去芍药加麻黄细辛附子汤，桂本作"桂枝甘草麻黄生姜大枣细辛附子汤"；桂枝救逆汤，桂本作"桂枝去芍药加牡蛎龙骨救逆汤"，无"蜀漆"一味；黄芪芍药桂枝苦酒汤，桂本作"黄芪芍药桂枝汤"，方名无"苦酒"二字，方后注有"以苦酒一升"；瓜蒌瞿麦丸，桂本作"瓜蒌瞿麦薯蓣丸"；崔氏八味丸，桂本无此方名及条文，实即肾气丸。

二、桂本与宋本方药异同的研究

宋本有名无方者，共计六方。包括《伤寒》的禹余粮丸和《金匮》的杏

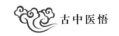

子汤、黄连粉、藜芦甘草汤、附子汤、胶姜汤等。桂本除没有藜芦甘草汤方及条文外，也无杏子汤，但此条作"麻黄加术汤主之"。其余四方，桂本俱载药物。禹余粮丸方由"禹余粮四两，人参三两，附子二枚，五味子三合，茯苓三两，干姜三两"组成。黄连粉方由"黄连十分，甘草十分"组成。"附子汤"即《伤寒论》少阴病之附子汤方。"胶姜汤"即胶艾汤去艾易姜，但用量不同。值得注意的是，《伤寒论》少阴病之"四逆散"，桂本即四逆汤（有人参二两）改为散剂。而宋本四逆散，桂本则为"柴胡芍药枳实甘草汤"，并非散剂。原为治疗风邪干犯肝脏，流于胆腑，出现胁痛口苦、呕逆腹胀之方，载于《卷五·伤风》及《卷十·少阳病》中。二方差异较大，已有不少学者对此加以讨论。

关于阳旦汤问题，究系何方何证？已是千古疑案。《敦煌古医籍考释》所载《辅行诀脏腑用药法要》有古经方："小阳旦汤，治天行，发热，自汗出而恶风，鼻鸣，干呕者。"药即桂枝汤原方。而《金匮》第二十一"可与阳旦汤"，小注"即桂枝汤"，与"小阳旦汤"方药符合。然桂林古本与宋本近似的条文，字句及方药有明显的不同。如《卷十六·妇人各病》："产后中风，数十日不解，头痛，恶寒发热，心下满，呕，续自微汗出，小柴胡汤主之。"又《卷六·太阳病上》："问曰：太阳病，其证备，按桂枝法治之而增剧，厥逆，咽中干，烦躁，吐逆，谵语，其故何也？师曰：此阳旦证，不可攻也。""阳旦证，发热不潮，汗出，咽干，昏睡不安，夜半反静者，宜地黄半夏牡蛎酸枣仁汤主之；若口渴，烦躁，小便赤，谵语者，竹叶石膏黄芩泽泻半夏甘草汤主之。"刘仲迈谓此为"胆胃俱热，气血两燔之证，病因由血热并气，故凉气即所以清荣也"。今观宋本所说的阳旦证与桂本记载在性质上有根本的区别。桂本阳旦证属热证，不可误用辛温攻表发汗，与阳旦汤（桂枝汤）所主之阳旦证病机属于风寒者，概念不同。而《金匮》"产后中风"一条，桂本原是柴胡证，并非"阳旦证续在"，更与阳旦汤无关了。

还有，《伤寒论》62条"桂枝加芍药生姜各一两人参三两新加汤"，桂本此条作"桂枝去芍药加人参生姜汤主之"。本为去芍药，今更加一两至四两，用于"发汗后，身疼痛，脉沉迟者"，岂不是南辕北辙了吗？

另据林乾良氏对《伤寒》《金匮》用药的统计数字为"两书合计药物166种"。

依照其归类原则，与所列药物逐一对照，桂本除"鸡屎白、甘李根白皮、紫菀、冬花、白前、白蔹、豆黄卷、曲、盐、白石脂、紫石英、寒水石、蛂蟖、蜂窝、紫葳、鼠妇、石韦、朱砂（真朱）、菊花、柏实、川椒（桂本俱称椒）"等21味未见，以及土瓜根作"王瓜根"、通草作"木通"之外，另有"香蒲"一种，以及"甘草粉蜜汤"中注明为"铅粉"一种。故桂本实际用药只有147味，其药数少于宋本。

通过以上比较，可以看出《伤寒》方基本相同，而《金匮》方出入较大。分析其原因，可能是仲景之书，伤寒部分经王叔和编次之后得以广泛流传，其余内容至宋代从"蠹简"中整理成《金匮要略》时，恐已难免无误。至于桂本没有的方剂，如"防己地黄汤、风引汤、续命汤、侯氏黑散、薯蓣丸"以及《杂疗方》之"三物备急丸"等，均系疗效卓著的千古名方，固不可因桂本所无而忽视其实际作用。但是有些方剂，如"鳖甲煎丸""麻黄升麻汤"等，亦应从实际出发，参考桂林古本，针对病机，删繁就简，用药予以取舍。

结　语

经反复核对，桂林古本《伤寒杂病论》载方326张，用药147味。从桂本多出的内容来看，不仅文字古朴，而佚方用药甚简，配伍精当，绝非后世日趋于繁的文风和方剂可比。像这样保留了大量的汉以前古方之书，是迄今为止任何载籍所没有和不能比拟的，故应予高度重视和深入研究。这对进一步完善仲景理论体系，充实方证内容，指导临床实践等方面，将会起着巨大的作用。因此，古本伤寒是在浩瀚医籍中值得注意和亟待发掘的一份宝藏。

古本伤寒杂病论的真伪问题，难以确考落实。持伪本之见者，多弃置"古本"而不顾，甚欲使其消亡而不存。但文献的存亡是不以人们的意见为转移的。古本《伤寒杂病论》自问世以来，当时即有人持否定态度，直至今日意欲将其一笔抹杀者，更是大有人在。然重视古本者，则从其内容的合理性和实用性，以及确能指导临床实践的重要性，进行着深入广泛的探讨。米伯让先生说过："首先以说理真实，应用有效为辨别之关键，即或非仲景手稿，亦无关宏旨。"

近代名医张山雷先生对古本的看法可以借鉴。如云："古今病理，原无二致，读（古本）者但据阅历经验，而折中于治疗之实在，则所得参考资料，

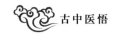

必有可观。"(《伤寒汲古·张序》)

当代伤寒学家郝万山教授讲《伤寒论》,在第40讲"阳明热证"时提到桂林古本的看法是:"《伤寒论》原文第176条,'伤寒,脉浮滑,此以表有热,里有寒,白虎汤主之',用的既然是白虎汤,白虎汤又是辛寒折热的一张方子,所以这里的脉浮滑的浮,就不是主表的浮脉,而是主热的浮脉。""接着下面两个证候,'表有热,里有寒',这显然是错简,里有寒不应当用白虎,而且表有热,在《伤寒论》中只有表有寒的时候,没有表有热。明明知道这是错简,我们在写《伤寒论讲义》的时候,还要根据它的原文照模样画下来,但是我们后人要做一些解释……"郝老师对古本只是持怀疑态度,而于古本实质内容并未予以全盘否定。

伤寒大师陈亦人先生在修订《伤寒论译释》第三版时就曾参考过长沙古本《伤寒杂病论》,李顺保先生在其《伤寒论版本大全》中更提出:"不可因宋本《伤寒论》被推崇为标准本,而将其他《伤寒论》抄本一律认作'伪作、赝本',还应该进一步研究和探索。"高文铸研究员在重辑整理《华佗遗书》中指出:"有些文献其书虽伪,或书中某些内容虽伪,但并不说明它没有学术价值和实用价值,尤其医书更是如此。"以上从实际出发,尊重现有文献的态度,毫无疑问是正确的。

因此,关于古本《伤寒杂病论》的真伪问题,大可不必再持续论争下去。而古本《伤寒杂病论》的成书和问世,不论出于何时何地何人之手,也不管是什么动机和目的,必须从具体内容和实际作用来判断它的学术成就及文献价值。

另外,1993年出版的钱超尘教授的《伤寒论文献通考》,并没有把古本《伤寒杂病论》看作"伪书"而进行讨论。对此需要说明以正视听,《伤寒论文献通考》并未对古本《伤寒杂病论》进行论述,钱超尘教授只是在《伤寒论文献通考》的最后提出:"黄竹斋先生颇为推重的白云阁本《伤寒论》本亦应加详考,但是本书的篇幅已经很长了,不容再写下去了,只好留待他日。"

欲论《伤寒杂病论》版本之伪,必先明其版本之源,观乎今所知版本,计有:敦煌本《伤寒论》残本、康治本《伤寒论》、康平本《伤寒论》、《金匮玉函经》、唐本《伤寒论》(孙思邈辑入《千金翼方》者)、高继冲本《伤寒论》、宋本《伤寒论》、《注解伤寒论》、桂林古本《伤寒论》（又称白云阁本《伤寒论》）、长沙本《伤寒论》（又称合刊本《伤寒论》）、涪陵本《伤寒论》。伤寒条文尚有散见于他书者，如《脉经》《外台秘要》等。

考诸史籍，仲景无传，其事不可考也，仅从现存《伤寒杂病论》之序而知其勤求古训，博采众方以为《伤寒卒病论》。后经叔和编次，至北宋校订《伤寒论》，凡800余年，其间行于世者均为传抄，或为单本，或入于类书方书，形式多样，难免有条文之异，亦可能杂入其他医家之注。然《伤寒杂病论》序中所说的《伤寒卒病论》书名亦值得研究，宋以前史书并未著录《伤寒杂病论》之书名，王叔和《脉经》大量采用仲景之书，然在其序中亦未提《伤寒杂病论》之名，仅曰："今撰集岐伯以来，逮于华佗，经论要诀，合为十卷。"皇甫谧在《针灸甲乙经》序云："仲景论广伊尹《汤液》为十数卷，用之多验。"

近代太医令王叔和撰次仲景遗论甚精，皆可施用。唐初孙思邈亦只说"江南诸师秘仲景要方不传"，并未提《伤寒论》之名。《隋书·经籍志》仅有《张仲景方》十五卷、《张仲景疗妇人方》二卷。《旧唐书·经籍志》有《张仲景药方》十五卷，题王叔和撰。自北宋林亿、高保衡、孙奇等校订《伤寒论》后，始见《伤寒论》之名，故欧阳修撰《新唐书·艺文志》时，有"王叔和张仲景方十五卷，又《伤寒杂病论》十卷"等语。是故北宋以前仲景之书，其书名、其体例均不可知，从各种散见的资料分析，宋本绝非仲景书原貌（关于《伤寒杂病论》体例的问题以后有机会再谈）。关于宋本的祖本，校注亦未注明，且今之宋本亦非原稿，乃明赵开美翻刻本，赵开美从何而"复得宋版《伤寒论》"亦无可稽，宋本林亿等人的序中，竟将皇甫谧在《针灸甲乙经》序中"仲景论广伊尹《汤液》为十数卷，用之多验。近代太医令王叔和撰次仲景遗论甚精，皆可施用"录入，"近代"二字亦未改动，阅者易误叔和为宋人，说明其校书并不是完美的。

从上面这些情况来看，上述《伤寒论》所有版本均非仲景书原貌，并不存在谁真谁伪的问题，桂本既不是古本，亦非伪书，乃《伤寒论》的一种传本而已，与其他传本一样都有不足之处。宋本亦有不足之处，因宋本校注者为文臣而非医家，分不清经文与杂注，有可能将杂注混入经文中。因此，可以用其他版本以互参，其他版本也是研究《伤寒论》的古代文献，应当予以尊重。若以宋本为正统，且以某些条文的不同而证另一本为伪书，似过于武

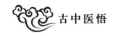

断也。

【验证桂林古本《伤寒论》】

家慈患疾，电告于余。全身疼痛，骨节酸痛，头胀，眼胀，无苔，舌质微红。无汗，发热，咽干痛。大渴嗜饮，不恶寒，但恶热。此暑病也。

宋本《金匮》治暑仅两方，白虎人参汤及一物瓜蒂汤。皆非合用之方，唯桂林古本《伤寒论》有专篇论暑。桂本曰：凡病暑者，当汗出。不汗出者，必发热，必不汗出也。不可发汗，发汗则发热，烦躁，失声，此为肺液枯。

暑病者，阳邪也，汗出为常，现不汗出，当为变症。桂本治暑篇诸方皆治汗出，唯竹茹半夏汤及猪苓加人参汤方无汗。观竹茹半夏汤条文曰：伤暑，发热无汗，水行皮中故也，脉必浮而滑，先以热水灌之，令汗也。后以竹茹半夏汤与之。

今观此病，全身疼痛，骨节酸痛，其病机——水行皮中，腠理闭塞。与麻黄汤证何其相类也。乃急与热水两大杯，后来电告之曰，水入则大汗出，覆杯则愈，诸症全消，连赞神奇。

此证颇有妙趣，细思之。暑病当汗出，而反不汗出者，当是腠理闭，故水行于皮中，病形如麻黄汤证。饮热水者，水中含热，则有振奋活动之意。同气相求，以水运水而不伤津，水液运动，腠理得开，故汗出而愈。

桂本之真伪，争讼纷纭，唯从理言理，少有验之于临床者。今得此案，神验至此，非仲圣之才，焉能为之？

本书与长沙古本皆分十六卷，然长沙本无《金匮》条文，仅将可汗不可汗、可下不可下各篇凑合成数。此书则将《金匮》中黄疸、宿食、下利、呕吐哕、寒疝、消渴等症，列入阳明、厥阴篇中，深契以六经钤百病之旨。其余《金匮》各篇亦分别罗列。质量方面较之湖南古本多出三分之一，名为《伤寒杂病论》，确是名实相孚。其目录卷一，为论集（即原序）、平脉法上；卷二，平脉法下；卷三，伤寒例、杂病例（即《金匮》第一篇，文字稍有不同）；卷四，温病；卷五，暑、热、湿、燥、风、寒六气之病（长沙古本缺风、寒二病）；卷六至十一，辨六经之证治；卷十二至十六，辨杂病证治。层次井然，有条不紊，虽曰十二稿，俨然已成完书矣。如果桂本是后人伪书，那么这个作伪之人必是伤寒大家，非一般读伤寒者所能比肩。

此书特色甚多，不及枚举，略志通行本及长沙古本订误数条，如在雾中窥豹可见一斑矣。

（一）"伤寒脉浮滑，此以表有热，里有寒，白虎汤主之"（176），长沙本作"此以表有热，里无寒"，已足正通行本之误。若桂林古本作"此以里有热，表无寒"，尤足正长沙本之误也。

（二）"太阳病，发热恶寒，热多寒少。脉微弱者，此无阳也，不可发汗。宜桂枝二越婢一汤"（27），注家对于无阳不可发汗用越婢桂枝之义向无的解，此书则于"不可发汗"下有"脉浮大者"四字。

（三）"伤寒三日，阳明脉大"（186）之下有"此为不传也"一句，有画龙点睛之妙。

（四）《金匮》第一篇"五脏病各有十八，合为九十病。人又有六微，微有十八病，合为一百八病"，注家向无的解。及阅古本，方知下三句乃"六腑病各有十八，合为一百八病"之误。

（五）"太阳中暍"一条，通行本无治方，长沙古本于"则淋甚"之下有"宜当归四逆汤"一句，殊觉不类。此书则为"白虎加桂枝人参芍药汤主之"，便切合矣。

（六）"太阳病服桂枝汤后，大汗出，脉洪大者"（25），通行本误作"与桂枝汤如前法"，长沙、桂林两古本皆作"与白虎汤"。

（七）小青龙汤加减法（40），"若微利"之下无"去麻黄加荛花如鸡子大，熬令赤色"十四字，"若喘者"之下无"去麻黄"三字，长沙、桂林两古本皆同，即可正通行本之误。

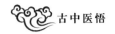

（八）"汗家重发汗，必恍惚心乱，小便已阴疼，与禹余粮丸"（88），通行本方佚。此书有禹余粮丸一方，用禹余粮、人参、附子、五味子、茯苓、干姜六味为丸，与长沙本相同。

（九）"桂枝去芍药加蜀漆牡蛎龙骨救逆汤"（112），长沙本与此书均无蜀漆。

（十）"脉浮而紧而复下之，紧反入里则成痞，按之自濡，但气痞耳"（151），长沙本与此书皆有"小青龙汤主之"一句。

（十一）"阳明篇"长沙本有佚文一条，其文曰"动作头痛，短气，有潮热者，属阳明也"（232条下），然未出治方，此书则有"白蜜煎主之"一句。方用人参、地黄、麻仁、白蜜四味，其润燥通结之功，实出后人增液汤之上。

（十二）通行本以柴胡、枳实、芍药、甘草四味为四逆散，而长沙本与此书皆以四逆汤（方有人参）四味为散，称四逆散。另于"少阳篇"中列一条曰："少阳病，气上逆，令胁下痛，甚则呕逆，此为胆气不降也，柴胡枳实芍药甘草汤主之。"余如"太阴篇"之理中加黄芪汤、厚朴枳实白术甘草汤；"厥阴篇"之当归四逆加人参附子汤、柏叶阿胶汤；"霍乱篇"之四逆加吴茱萸黄连汤；疟病之鳖甲煎丸，方用鳖甲、柴胡、黄芩、大黄、牡丹皮、䗪虫、阿胶七味，与通行本不同；"虚劳篇""桂枝加龙骨牡蛎汤主之"之下有"天雄散亦主之"一句；金疮"王不留行散"之下有"有脓者，排脓散主之，排脓汤亦主之"十一字。佚文、佚方皆为一般医籍所未经见者，限于篇幅不及备录也。

运气相交与周天修炼

寒湿相遘，燥热相临，风火相值，这就是运气相交的基本方式，《黄帝内经》中说："夫五运阴阳者，天地之道也，万物之纲纪，变化之父母，生杀之本始，神明之府也，可不通乎！故物生谓之化，物极谓之变，阴阳不测谓之神，神用无方谓之圣。"

五运阴阳是什么呢？学过运气的人都知道，这是五运六气。天地之道，司天在泉，间气，左右之道路，左升右降，日月地运行轨道，这才是天地之道，至于万物、变化、生杀、神明之类，可不通乎。阴阳是太阳系内的理，神是天地运行之规律，故曰阴阳不测谓之神。不用谋划心机，不用后天识神，只先天一丝元神就可无为无不为，即为圣人。故曰神用无方谓之圣。

天地气交成三体，天地如何气交？三体是什么？是天地人吗？天地是万物之上下，不是蓝天和黄土地，是司天和司地。水火者阴阳之征兆，水为坎，冬至卦，火为离，夏至卦，冬至一阳生，夏至一阴生，故曰水火者阴阳之征兆。左右者阴阳之道路，是什么？是左右间气的左升右降。六气如此，五运如此，如果知道详细，运气七篇都写着，看就可以了。道不同，理不同，境界不同。

关于周天，天地一大宇宙，人身一小宇宙，天地有运气周天，人身也有子午周天，小周天是任督二脉的周流，而大周天是二十四脉的流通，大、小周天都是为了将人身转化为更高境界物质的修命的手段，人身的小宇宙周天正是大宇宙周天的全息契合。运气周天造化人体周天，人体周天契合运气周天，生生息息，氤氲衍化，天地造人，人天合一，周天运转，五行一气，阴平阳秘。

辰戌太阳寒水与丑未太阴湿土互为司天、在泉；
卯酉阳明燥金与子午少阴君火互为司天、在泉；
巳亥厥阴风木与寅申少阳相火互为司天、在泉。

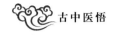

这就是"寒湿相遘，燥热相临，风火相值"的运气解说。

所以，解说伤寒时，是司天、在泉互为解释，但是间气还没有说。

按照《素问》运气七篇的说法，人只是天地之间运气之下的一个物种，叫作倮虫，还有羽、介、毛、鳞等虫，可见《黄帝内经》认为人类就是运气的产物，是自然界造人，所以，人的一切变化都是运气的太过、不及、胜复郁发的变化，六气主六腑二十四经络，五运主五脏。五脏六腑病变就是五运六气的变化，运气造人的机制就是生机，奇变导致的病变机制就是病机，如《素问·至真要大论》的"病机十九条"，其实就是运气病机的论述，而现代中医基本用不上这个病机的理论，原因就在于不知其所以然。运气对于临床的指导作用，在运气七篇中已经明说了，剩下的工作就是翻译了，如果没有中国古代科学知识，例如天文学知识等，还真是一个世界之谜，循环论证的方法其实是行不通的，当然悟性好的人还是会接受并运用的。易经和运气同源于阴阳五行，二者却不是源流关系，所以不要以为非易不可。不用易经解释五运六气，五运六气照样存在，照样好用。

论养生之一：养胃之术·倒仓术

　　中医将包括胃肠道等重要器官在内的整个消化系统称为"脾胃"。中医认为，脾胃是"后天之本"，非常重视脾胃的养护。脾胃功能健运，后天之气充沛，则有形之体健康。人身分先天、后天，先天之本为水火心肾坎离，后天之本为脾胃，二者皆升降出入，而维系的物质基础却有别，先天之本维系先天之神机神识，后天之本维系后天之脏腑肉身。太过或不及皆不足取。饮食自倍，肠胃乃伤。养胃需养胃气，此乃养生之法的小境界。

　　倒仓法记载于朱丹溪的《格致余论·倒仓论》："肠胃为市，以其无物不有，而谷为最多，故谓之仓，若积谷之室也。倒者，倾去积旧而涤濯，使之洁净也。"朱丹溪曾以倒仓法治疗其师许文懿多年的痿证，然而后世提及朱丹溪的学术成就时，多侧重其"相火论""阳有余阴不足论""气血痰瘀理论"，而少提及此论。丹溪之后的历代医家亦绝少提及这一理论。直至现代，在各类中医药文献中有关倒仓法的报道也不多。

　　据朱丹溪《格致余论·倒仓论》记载："其方出于西域之异人。"故推测该法或来源于印度吠陀医学。朱丹溪应用倒仓法治疗由顽痰瘀血瘀结而成的怪病。他指出，饮食过量、七情之偏、五味之厚，损伤胃气，以致"糟粕之余，停痰瘀血，互相纠缠，日积月深，瘀结成聚，甚者如核桃之穰，诸般奇形之虫……诚于中形于外，发为瘫痪，为劳瘵，为蛊胀，为癫疾，为无名奇病"。此时最便捷的治法就是用倒仓法推陈致新。另外，"人于中年后亦行一二次，亦却疾养寿之一助也"。

　　倒仓法：以黄母牛肉择肥者，买一二十斤，长流水煮糜烂，融入汤中为液，以布滤出渣滓取净汁，再入锅中，文火熬成琥珀色则成矣。每饮一盅，少时又饮，如此者积数十盅，寒月则重汤温而饮之。病在上者，欲其吐多；病在下者，欲其利多；病在中者，欲其吐下俱多，全在活法而为之缓急多寡也。须先置一室明快而不通者，以安病人，视所出之物，可尽病根则止。吐

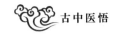

利后或渴，不得与汤，其小便必长，取以饮病者，名曰轮回酒。与一二碗，非唯可以止渴，抑且可以涤濯余垢。睡一二日，觉饥甚，乃与粥澹食之；待三日后，始与菜羹自养；半月觉精神焕发，形体轻健，沉疴悉安矣。其后须五年忌牛肉。

倒仓法的作用机理：朱丹溪认为，牛，坤土也，黄土之色也，以顺为德，而效法乎健，以为功者，牡之用也。肉者，胃之乐也，熟而为液，无形之物也，横散入肉络，由肠胃而渗透肌肤、毛窍、爪甲，无不入也。积聚久则形质成，依附肠胃回薄曲折处，以为栖泊之窠臼，阻碍洋液气血，熏蒸燔灼成病，自非剖肠刮骨之神妙，孰能去之？又岂合勺铢两之丸散，所能窍犯其藩墙户牖乎？窃详肉汁之散溢，肠胃受之，其厚皆倍于前，有似乎肿，其回薄曲折处，非复向时之旧，肉液充满流行，有如洪水泛涨，其浮莝陈朽，皆推逐荡漾，顺流而下，不可停留，表者因吐而汗，清道者自吐而涌，浊道者自泄而去，凡属滞碍，一洗而定。牛肉，全重厚和顺之性，盎然浃然，润泽枯槁，补益虚损，宁无精神浃发之乐乎？

张子和认为："表者因吐而汗，清道者自吐而涌，浊道者自泄而去，凡属滞碍，一洗而定。"倒仓法是汗、吐、下三法复合使用。三法合用，有外开、上达、下通，流畅表里上下，舒达经络气血之功，可使邪气去而元气自复。李杲认为："胃者，十二经之源，水谷之海也。平则万化安，病则万化危。"又曰："脾胃既损，是真气、元气败坏，促人之寿。"倒仓法以牛肉补益脾土，后天之本既安，五脏六腑、四肢百骸皆受气于脾，胃土湿润，故痼疾得愈。

印度吠陀医学的最大特点，就是要求病人首先净身，即先把病人身体内外荡涤得干干净净，手段不外乎汗、吐、下、砭四法。只有病人身体干净清洁之后，用药才能生效。甚至凭这汗、吐、下、砭四法之后，就可病去还康了。孙思邈的《备急千金要方·序例·诊候第四》也引用过吠陀医学的中心思想："欲疗诸疾，当先荡涤五脏六腑，开通诸脉，治道阴阳，破散邪气，润泽枯朽……"倒仓法的理论与之如出一辙。加上朱丹溪说其方出于西域之异人，倒仓法的原型可能就在吠陀医学里。

倒仓法自朱丹溪《格致余论》首载，后代医书医案鲜有再提及。因为后代此法的应用方法和适应证已经起了一定变化。韩懋在《韩氏医通》一书中对倒仓法进行了改造发挥。首先，韩氏对其进行剂型改造，将黄牛肉熬炼成膏，制成霞天膏，可预先制备且方便保存。另外，韩氏将霞天膏作为一种药物，配合辨证用药入煎剂，汗吐下攻去污败虫物，以治疗沉疴痼疾、癫狂风痫、痞积疮疡、一切有形之病及妇人癥瘕，扩大了应用范围，并使其应用更符合中医辨证论治原则。

《本草经疏》进一步扩大了霞天膏的适应证，凡"胃病则水谷不能以时运化，羁留而为痰饮；壅塞经络则为积痰、老痰、结痰等证；阴虚内热生痰则为偏废、口眼㖞斜；留滞肠胃则为宿饮痞块；随气上涌则为喘急迷闷；流注肌肉则为结核。痰之所生，总由于脾胃虚，不能运化所致。唯用霞天膏以治诸痰证者"，并阐述了其作用机理，"用霞天膏以治诸痰证者，盖肉者胃之味也，以脾胃所生之物，治脾胃所生之病，故能由肠胃而渗透肌肤毛窍，搜剔一切留结也"。另外，又详述其不同情况下的配伍用药：阴虚痰火配竹沥、贝母、橘红、苏子、瓜蒌根、枸骨叶等；脾胃积痰配橘皮、白茯苓、苏子、白豆蔻仁、半夏、苍术为麴；积热痰结配橘皮、贝母、苏子、瓜蒌根及仁、蓬砂为麴。

汪昂的《本草备要》中，将霞天膏改造成霞天麴，增强其化痰功效，"黄牛肉煎汁炼膏和半夏末为麴，草盦七日，待生黄衣晒干，悬挂风处，愈久愈良……治沉疴固痰，功效最烈"。

时至今日，倒仓法已演化为霞天膏和霞天麴两种药物，在临床上用于补气健脾，化痰消积。

霞天膏（黄牛之肉经熬炼而成之膏）
制法：取精牛肉去净筋膜，洗净，入锅内加清水淹没，煎熬24小时，榨取肉汁，将渣再煎一次，然后合并滤清，入锅加黄酒收膏（每100斤加黄酒2斤），膏成，倒入盘内，待冷，切成小块，放通风处，晾干。
性味：味甘，性温，无毒。
归经：入脾、胃经。
功效：补气益血，健脾安中。
主治：虚劳羸瘦，中风偏废，脾虚痞积，消渴。

霞天麴
制法：制半夏、焦冬术、白茯苓各9斤，党参12斤，炙甘草4.5斤，广

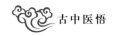

陈皮 4.5 斤，霞天膏 12 斤。先将霞天膏置适当容器中，用热水加热，使之溶解。其他各药材粉碎后，将溶解的霞天膏倾入，混合均匀，通过涂有麻油的模印进行印麹，然后晒干。

性味：味甘、微苦，性温。

归经：入脾、肺经。

功效：健脾益胃，化痰蠲饮。

【倒仓法治疗许文懿痿证病案分析】

病案：许文懿，始病心痛，用药燥热香辛，如丁、附、桂、姜辈，治数十年，而足挛痛甚，且恶寒而多呕，甚者至于灵砂、黑锡、黄芽、岁丹，继之以艾火十余万，又杂治数年而痛甚，自分为废人矣，众工亦技穷矣。如此者又数年，因其烦渴恶食者一月，以通圣散与半月余，而大腑逼迫后重，肛门热气如烧，始时下积滞如五色烂锦者，如柏烛油凝者，近半月而病似退，又半月而略思谷，而两足难移，计无所出。至次年三月，遂作此法，节节如应，因得为全人。次年再得一男，又十四年以寿终。

分析：这是气瘀、痰瘀交阻的一个病例。病初气瘀食滞，木横侮土，发为心痛，但前医误用辛热，使脾胃更虚，痰瘀弥结，致多呕挛痛。因其烦渴恶食者一月，丹溪以通圣散与半月余，开通瘀结，下积滞如五色烂锦者，如柏烛油凝者，近半月而病似退，但胃气仍虚。由于病邪虽实胃气伤者勿再攻击，遂作倒仓法，开发瘀结，流通气液，使表者因吐而汗，清道者自吐而涌，浊道者自泄而去，令痰瘀滞碍，一洗而定。且牛肉全重厚和顺之性，盎然泱然，润泽枯槁，补益虚损，攻邪中又可顾护胃气，有攻补兼施之功。故宿病得以顿愈，因得为全人。

论养生之二：养神之术·药术

中医认为，心肾水火是先天之机，心主神，肾主志，神志是人的无形之神，神以御形，形以载神，形健则神安，神足则形美，脾胃之气养形，心肾之气养神，而金木之两翼是沟通先后天之通道。横可犯脾胃，纵可生水火。今透漏了脏腑内景图之隐意。养神的关键是养足神志之机，去除情志之愚。俗话说："七情六欲是人之常情。"而这七情六欲正是凡人之名利情等一切欲望之根源。养心养神之术，笔者倾向于《伤寒论》之炙甘草汤，中医人都识得此药术之神，就不多说了（一定要分君臣佐使、原方原量）。

> 偏颇之心，养之使其正。
>
> 邪恶之心，养之使其善。
>
> 浮动之心，养之使其静。
>
> 虚伪之心，养之使其真。
>
> 贪婪之心，养之使其公。
>
> 奸诈之心，养之使其良。

善养生者，修养人之公正、善良、真实、安静，心必泰然，行必光明。庄子曰："用心若镜，应物不伤。"心正则心明，心明则心安，心安则益寿。养生之道，求乎增寿延年，此可谓达。

试看，1933 年，一位世界上最长寿的老人逝世了。当时《纽约时报》（1933 年 5 月 6 日）做了一篇专题报道。这位老人的名字是李清云，四川万县人。《纽约时报》从 1928 年开始对他跟踪调查研究和报道关于他的起居活动，一共五年，直到他逝世。逝世的日期是：1933 年 5 月 5 日。他出生于清康熙十二年（1677），在世 256 年。报道说：他十岁能文，聪慧敏捷。从事中药事业，曾到过东北、甘肃、陕西和越南，都是为了收集名贵中药。后来开了药行，批发中药。一度曾在岳锺琪将军麾下从事军职。

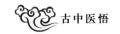

他150岁时，乾隆帝赐长寿宴，封他为"人瑞耆英"。他的一生几乎经历了整个清朝，之后曾被吴佩孚尊为老师，从他学习道学。他给吴佩孚的格言，共有四句："心虚静，坐如龟，走如鸽，睡如狗。"

报道说：吴大帅对于这样平淡简单的教导，并不十分满意。其实想做到"心宁静"并不是一件容易的事。"心"包括心脏的心，还有精神思想、欲念、意志、情感的心。心脏要随时保持平和的正确的跳动，所谓"六脉平和"，不受过度的激动，不早搏，不间歇。心脏是人身的总"引擎"，它的正常代表许多的意义，更是长生久视的原动力。保持心脏健康，最重要的因素是精神上的淡泊、寡欲、自在、无求、随和等修养。这对一个身为军阀的人来说，几乎是格格不入的东西。虽然吴大帅并不能完全做到，但是还是受到了他的影响。吴大帅在中国历史上不同于其他军阀，而是一位爱国、有些正气和善名的军阀，在当时还是很受人敬仰的。

其后四川军阀阳森，把李清云接进府中奉养，也随时向他请教。不过暗中却派人调查他的身份履历的真假。经过杨将军的证实，李清云是一个真实的人物。这时对他做调查研究的还有成都的民国大学、法国的媒体、美国的《纽约时报》和《时代杂志》，以及中国一些其他新闻机构。

李老人这时已经251岁了，他每餐吃米饭一小碗，还有一些配搭的蔬菜和水果，见空吃一点点肉类。除此之外，他服食中药，做一些简单的运动。关于他服食的中药，报道说：有人参、枸杞子、黄精，没有提及药方的配伍。不过他们提及，李老人食不离蒜。别的报道曾强调他喝"枸杞茶"。日本人根据这个资料，大卖枸杞茶。日本人的枸杞茶是以枸杞叶为原料。甘肃人喝的"三炮台"用的是枸杞子、红枣、桂圆等药材。到底李老人所喝的"枸杞茶"真正内容如何？不得而知。《纽约时报》称李老人为"中医药专家"。

李老人有过23位妻子，在《纽约时报》开始报道的时候，他的23位妻子均已不在世，当时他的第24位妻子，已经60多岁。他的子子孙孙已经繁衍了十一代，共有240多人。在《纽约时报》跟踪报道的五年间，李老人的容貌和体型并没有多少变化。他们曾经访问过李老人的朋友们，这些都做了祖父的人们说：在他们一生中，没有见到李老人的容貌有过多少变化，一直都显得很年轻。在《纽约时报》跟踪报道的同一时期，其他的许多中外报刊杂志和机构也对他进行访问和调查研究。

李清云故事的最可贵之处，就是平实。同时，证实了中医药的正当妥善。他为中医的预防科学，做了实际的示范。

《黄帝内经》云："太上养神，其次养形。"道家养神之功夫，基于练精化气，练气化神，练神还虚的基础之上。《生神经》云："身心并一，则为真神。"所以，养神先要养心，使身心合一，形神相依，而致心神相交，此乃养生之法的中境界。

生命之贵在于神，神兴生命的活力则旺；神衰生命的活力则弱；神健生命的能力则强；神失生命的能力则败。所以，养生所贵者在乎养神。玄中子言："养生之要，养神为贵。"

> 保全精力，养神之本。
> 和顺气息，养神之基。
> 修养性情，养神之源。
> 端正心地，养神之根。
> 节制七情，养神之道。
> 强健体魄，养神之法。

养生首先要养心。养心贵在静心，静心的至高境界是乐心。养心务必要养德，德高才能神凝气定。养心重在养神，养神说到底是净化人的灵魂。如果你的灵魂始终是美丽的，那你就拥有了"不老之药"。

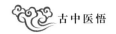

论养生之三：养德·心术

养胃气、养心神固然重要，而养德尤胜于其。一个人只重养身而轻养德，养生也难以如愿。这是因为人的寿命与德操大有关联，所以两千多年前孔子就提出"仁者寿""有大德必得其寿"的观点。唐代名医孙思邈也言："百行周备，虽绝药饵，足以暇年；德行不克，纵服玉液金丹未能延寿。"明代龚廷贤在《寿世保元》中云："积善有功，常存阴德，可以延年。"针对修身、齐家、治国、平天下的儒家之道，老子提出"三宝"论："吾有三宝，持而守之：一曰慈，二曰俭，三曰不敢为天下先，故能器长。"此言与孔子"仁者寿"如出一辙，将养身与养德"高度统一"了。《黄帝内经》也认为："天之在我者德也，地之在我者气也，德流气搏而生者也。"熟读万遍《道德经》，不修道亦道在其中矣。

《论语》中提到一件事，司马牛向孔子请教君子之道。子曰："君子不忧不惧。"司马牛问："不忧不惧，斯谓之君子乎？"子答："内省不疚，夫何忧何惧？"意谓能够自我反省者就不会内疚，而没有内疚的人有什么忧虑和畏惧呢？与此有异曲同工之妙的是《道德经》中的两句话："德是寿之本"，又曰"寿源于德"。一个人的健康与长寿，看似是养生的结果，其实与精神层面的修养（即养德）不无干系。患得患失、忧心忡忡的人，天天养尊处优、保健有道，也难以长寿；经常自省、心境平和、淡泊名利的人，自然会少招疾患。

因此，世界卫生组织将道德纳入健康的范畴。可见，养生必先养德，养德方能养生，此乃做人的信条。对执医术者而言，"常修天地之德"更是莫大的事！

仲景论医道

仲景曰："感往昔之沦丧，伤横夭之莫救，乃勤求古训，博采众方，撰用《素问》《九卷》《八十一难》《阴阳大论》《胎胪药录》，并平脉辨证，为《伤寒杂病论》合十六卷，虽未能尽愈诸病，庶可以见病知源，若能寻余所集，思过半矣。"仲景说，看懂《八十一难》《阴阳大论》《胎胪药录》，即可见病知源。这些典籍是什么？就是中医的神与魂啊！《素问》《九卷》者，《黄帝内经》也；《八十一难》者，《难经》也；《阴阳大论》者，五运六气也。

仲景曰："夫天布五行，以运万类，人禀五常，以有五脏，经络府俞，阴阳会通，玄冥幽微，变化难极，自非才高识妙，岂能探其理致哉！"即是说，天地之阴阳五行、五运六气，造就了中医人身的藏象经络、五脏六腑，如果不是才高识妙，谁能探其理致哉！

仲景曰："上古有神农、黄帝、岐伯、伯高、雷公、少俞、少师、仲文，中世有长桑、扁鹊，汉有公乘阳庆及仓公，下此以往，未之闻也。"凿凿之言，宁信自己赞同者，不信自己不懂者，有取舍地学习经典。长久以来，国内中医界一直认为中医就是藏象经络、八纲辨证、四气五味，偶尔有个别人可能会用到运气、子午流注、灵龟八法、归经等理论，凤毛麟角，但是在中医学术的体系方面，却没有一个清醒的认识。

这个"道"，就是阴阳五行，这是最基本的认识，然而阴阳五行在很多人的意识里却是迷信、伪科学。

"理"，是天道、地道的自然演化形成的人道，无论人身内外、前生后世，都是"道"的产物。这个"道"不是哲学概念，道就是道，自然之道，天体运行演化的规律，就这么简单。当然具体机制很深奥，古中国的天体运行与现代西方的天体运行是截然不同的概念，古中国的天体运行是天人合一，而西方的天体运行是简单的牛顿三定律。古中国研究的是人、人与周围

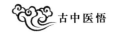

环境的关系，西方研究的天体就是天体，人就是人，没有任何联系。而现实世界不是这样，大自然是一个统一的整体，区别就在这儿。

"术"，即应用技术。数术、武术、医术、艺术等各种术士，他们都是在术的过程中，契合着"理"，由"理"升华到"道"的境界。

仲景论当今之术者：余每览越人入虢之诊，望齐侯之色，未尝不慨然叹其才秀也。怪当今居世之士，曾不留神医药，精究方术，上以疗君亲之疾，下以救贫贱之厄，中以保身长全，以养其生，但竞逐荣势，企踵权豪，孜孜汲汲，唯名利是务，崇饰其末，忽弃其本，华其外，而悴其内，皮之不存，毛将安附焉。猝然遭邪风之气，婴非常之疾，患及祸至，而方震栗，降志屈节，钦望巫祝，告穷归天，束手受败，赍百年之寿命，持至贵之重器，委付凡医，恣其所措，咄嗟呜呼！厥身已毙，神明消灭，变为异物，幽潜重泉，徒为啼泣，痛夫！举世昏迷，莫能觉悟，不惜其命，若是轻生，彼何荣势之足云哉！而进不能爱人知人，退不能爱身知己，遇灾值祸，身居厄地，蒙蒙昧昧，蠢若游魂。哀乎！趋势之士，驰竞浮华，不固根本，忘躯徇物，危若冰谷，至于是也。观今之医，不念思求经旨，以演其所知，各承家技，终始顺旧，省疾问病，务在口给。相对须臾，便处汤药，按寸不及尺，握手不及足，人迎趺阳，三部不参，动数发息，不满五十，短期未知决诊，九候曾无仿佛，明堂阙庭，尽不见察，所谓窥管而已。夫欲视死别生，实为难矣。孔子云：生而知之者上，学则亚之，多闻博识，知之次也。

医者境界

研究与使用中医，有三个层次，道、理、术也。

道者，医道，阴阳五行也，五运六气也，上工之道，治未病之道。知道者绝矣，若以医道医者，大医之术也。通《黄帝内经》、五运六气者，上医之属。

理者，医理，藏象经络也，子午流注也，中工之理，治已病之理。晓理者稀矣，若以医理医者，中医之术也。通《难经》《中藏经》《神农本草经》者，中医之属。

术者，医术，方证对应也，有是证用是药也，下工之术，治已病之术。执术者甚众，若以方剂医者，草医之术也。

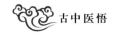

下一代中医在哪里

"中医最大的危机是后继无人。也许不出50年，中医不需要被别人取消，就会自动退出历史舞台。"这是一位老中医的感慨。此语并非危言耸听，而是点中了中医人才培养的要害。据不完全统计，我国西医从业人数约550万人，而中医只有40万人左右，比20世纪50年代减少了20%左右。目前，我国主要是一批50岁以上的中医苦撑危局，有志于中医的年轻人越来越少。中医正陷入一场前所未有的"传承危机"。

中医高等院校是中医人才的摇篮。然而，即便是在这里，中医教育也面临着西医化的命运。学生1/3时间学西医，1/3时间学外语，1/3时间学中医，已经成为普遍现象。一些中医经典课程不断被删减，甚至沦为选修课，而西医理论却日渐强化。很多学生外语和计算机水平很高，中国传统文化修养却很差，有的读不懂《黄帝内经》《伤寒论》，有的甚至连基本的药性赋、汤头歌诀也不会背诵。更可怕的是，受教育层次越高，离中医特色越远。很多中医研究生不在中医理论基础及临床实践上下功夫，而是按照西医的模式，研究细胞和分子，做大量的动物实验，说是"中西医并重"，实际上是"重西轻中"。结果，很多学生毕业后既不懂"望闻问切"，也不会开方配药，名为中医，实为西医。一些专家尖锐地指出："现代中医教育把学生变成了中医不精、西医不通的半成品，培养了一批中医的掘墓人。"话虽偏激，却不无道理。

以师带徒、师徒传承的师承教育，是我国中医人才培养的传统模式。数千年来，这种模式造就了很多医术精湛的名家。口传心授、因材施教，成为中医教育的一大特色。然而，到了今天，很多师承制培养的中医虽然水平很高，但由于西医知识不足，过不了执业医师资格考试关，无法取得合法资质，只能算是"江湖郎中"，靠偷偷行医维生。他们沿袭家族传承模式，一些"绝招"往往不愿公开，很多具有重要价值的验方因此失传。

中医人才青黄不接，还与中医院不景气密切相关。目前，我国大部分中医院生存艰难。由于中医药收费低廉，体现不了中医的技术含量，大量中医院不得不弃"中"姓"西"，诊断治疗几乎与西医院没有差异。例如，对于闭合性骨折病人，运用中医正骨手法，不仅痛苦小、疗效好，而且价格便宜。但是，很多中医院为了多赚钱，已经放弃了传统的正骨手法，改用创伤大、费用高的西医手术治疗。而针灸、按摩等传统中医项目，其收费更是低廉，甚至连成本也无法弥补。在这样的体制下，很多中医辛苦一生，却家徒四壁；而西医不仅社会地位高，且收入可观。面对如此反差，年轻一代自然不愿坚守中医了。

在中国医学体系中，中医和西医如同鸟之两翼，缺一不可。相对于西医而言，中医面临的最大挑战不是发展问题，而是生存问题。有人断言：如果中医不能薪火相传，随着老一代中医纷纷故去，中国将只能成为教科书上的"中医故乡"，甚至连中医人才也要从日本、韩国引进。倘真如此，我们将愧对祖先。

"前不见古人，后不见来者。念天地之悠悠，独怆然而涕下。"古代的扁鹊、华佗早已远逝，下一代的扁鹊、华佗又在哪里？思古观今，谁又能不为中医的命运忧心忡忡呢？

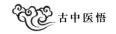

中医怎么了

现代科学的"伟大成功"改变了人类生活的每一方面,使人们对科学产生一种近乎宗教的痴迷与崇信,似乎舍科学而外无真理,舍现代科学而外无科学。其后的以"实验研究"为主的中医硕士、博士们则是"现代之体渐强,中医之用勿论"。"异化"的轨迹清晰可辨。导致"异化"的原因,是在观念上隐含的"科学一元论",否认传统科学之"体",进而在教学与研究,甚至在临床上用西医的理论和方法规范中医,于是培养的学生就"不会号脉",或者学日本"小柴胡冲剂治乙肝"的思路,西医诊断、中医用药,"以牛之体,致马之用"。因此,今天的中医队伍在学术上已发生"畸变",非牛非马,何以致用?这就是传统文化与现代文化的冲突在当代中医教育中所表现出来的胜负强弱之势。

现代中医盲目地向西医学习,搞科研不重视临床研究,只重视实验研究。不重视临床实际疗效,只重视空洞数据,这更是典型的理论与实践脱节的现象。在中医界所拿到的科研项目,所获得的科研奖项堆积如山,可是有几项能真正转化为生产力,取得社会效益的?

中医的生命力在于临床,更在于阴阳五行!这绝不是什么哲学的唯心论,也不是什么简单的循环论,更不是什么可有可无的经验论,而是有其实实在在的天文学背景与机制机理的,有其独特的定性、定量的数学计算原理与物理的实用价值。"纸上得来终觉浅,绝知此事要躬行"啊!

道与术

中医与西医最大不同之处，就是在于，中医是道，西医是术。

何出此言？学习中医的人，无论是真学者还是滥竽充数者，都知道阴阳五行是中医的根基，没有阴阳五行，就没有五运六气，就没有藏象经络，就没有子午流注，就没有中药的四气五味、性味归经等，可见，这个"阴阳五行"是中医最根本的理论基础。

阴阳不是那些所谓的哲学家嘴里的方法论、认识论等连他们自己都不知所云的理论，也不是虚无缥缈的东西，阴阳是日地月三体的天体力学效应，表现在地球上，无非声、光、电、磁场、力场等五大表现形式，这些场效应的实质就是阴阳的物质基础，有人觉得这个说法难以理解，其实当一束阳光照射在我们的身上，身体正面与背面的光线物质就不同了，光线是我们能肉眼看到的，但是还有大量的物质，我们肉眼看不到，例如超声波、次声波、红外线、紫外线等太阳粒子，这几种高能粒子的表现形式综合表现为阴阳的力学效应或场效应。

五行也不是五种物质或哲学怪论，在以地球为中心的地心说中，日月围绕地球运转，五星以螺旋花瓣式运动围绕地球，或远或近，或进或退，或明或暗的运动，五大行星都有自己不同的轨道、密度、场强、物质形态等，综合体现了五行的力学效应或场效应，这是五行的天文背景。

这日月五星的运行就是地球的道，道可道，非常道，这个道就是中医的魂与精髓。

西医则不然，是经验技术的应用，是在人身和实验室里不断总结经验（反复实验），编出经验公式，不准了以后再不断修正。这与中医的天人合一完全背道而驰，南辕北辙。

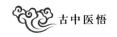

为什么中医不是经验医学，中医理论没有修正过程，符合宇宙发生学过程，一部史前《黄帝内经》横空出世，竟引后世无数英雄折腰，顶礼膜拜，现今中医的一切理论都出自于此。

没有《黄帝内经》就没有中医，而没有五运六气就没有《黄帝内经》，但没有阴阳五行就没有五运六气，最后没有日月五星就没有阴阳五行……

道就是道，术就是术，层次与境界的差别就不用说了。

基因、蛋白组等确是现代医学的发明，首先，它改动了人身的成分，许多人认识到这涉及人伦之理，美国到现在还对基因的学术研究严格控制；再者，改动了基因就一定产生好的结果吗？未必。多利羊最后不也夭折了吗？

人类的美好世界不是建立在头脑简单、四肢发达的基础上，而是在道德、心性方面的进步与升华，这就是佛道世界与现实社会的巨大差别所在！

人不行了，他所造就的一切就都不行了，现代人都在拼命赚钱，将物质财富极大化，殊不知，这些物质利益是精神财富转化来的，物质多了，精神就少了，没有神的人，还是人吗？

西医是研究病，中医是研究人。基点不一样，发展就更不一样了。

再论道与术——智者察同，愚者察异

《黄帝内经》云："智者察同，愚者察异。"此言精练美妙，但亦"潜在歧义"。不过，此歧义恰恰是所谓"愚者"所为。稍微成熟的学者，都能够尽量以"历史语境"来思考猜测文章的本义。那么，《黄帝内经》中的"智者察同，愚者察异"，就不应该解读批判成所谓的"中国文化只懂得搞同，不辨是非，和稀泥，是原始蒙昧的文化"云云。

实际上，用西方科学的语言来讲，"同"，就是普遍真理，共同属性，根本性。譬如，牛顿力学对各种差异万象的归纳一样，那就是"求同"。古中医理论是中医体系的渊薮与根本，古中医理论是中医的"求同"。一旦认识"同"，就可以推演开来。所以，同与异，不相违背。譬如一棵树，越回到共同的根本，越能连接其他枝叶。因此，越知道"零"，也就越知道"无限"。

《黄帝内经》所谓的"愚者察异"，关键是讲愚者"盲人摸象"，执着迷信自己的片面成见，看不到公益大同之道，也就是看不到（无法超越偏见）"共同的大象"，只知道，我见到的"柱子"，我了解的是"一堵墙"，整天在那里争吵不休，于人于己，没有价值。如同一些中医术者，各执家技，治好几个病人，就忘乎所以了，这点境界实在是令人汗颜，"孺子不可教也"。研究中医理论，不需要这些异者，因为《黄帝内经》已经将这些人定性为"愚者"。

绝大多数门派性的观点或多或少存在着问题，多少迟早都要受到名利的异化或种种利用，或意气滥用。这必然造成思想观念的屏蔽，不利于人的思想健全通达——至少使多数限于门派成见者，不能真正理解其他派系的思想精华。这才是中国学者目前最大的内耗，文化思想建设的效用极其低下。

在此，我要把《黄帝内经》的这句明言"智者察同，愚者察异"赠送给当今中医思想混乱的中医学者及术者，也赠送给自己，当然，没有人是绝对的智者，真正的智者也不承认自己是智者。共勉吧！

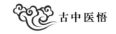

再弹《入药镜》

再注解此小道之《入药镜》，无他意，只为佐辅古中医之得意悟象，语尽天人，医道如此。故曰再弹《入药镜》。

【先天炁，后天炁。得之者，常似醉。】

明月注：先天气，先天卦气，天体黄道之源气；后天气，后天卦气，地球升降之运气；得之者，天人合一，人法自然之呼吸，谓之胎息；气法天地之升降，谓之藏气；似醉非醉，实为悟性大开，世人皆混，唯我独醒。视天地为刍狗，笑凡人为蚁蝼，御四象为旗下，出六道为无漏。

【日有合，月有合。穷戊己，定庚甲。】

明月注：日有合者，阳历也，启至分闭，天地人鬼，二十四节气，七十二物候，三百六十五日又四分之一度，日度百分，水下百刻，五岁归至，河洛尽然。月有合者，阴历也，朔望弦张，日地之间，坎离折象。阴阳合历，五年三闰，一章七闰，平年354日，闰年384日，合六十四卦384爻，去游魂卦之爻，合354爻。人法地，地法天，天法道，道法自然。故人法天地之道，曰人与日月合，天人合一也。穷戊己者，虚戊己也，戊己者，天地之门户，人身之脾胃土也。修行之人，顺则成人，逆则成仙，道生一、一生二、二生三、三生万物，此为顺也，顺者成人。炼精化气、炼气化神、炼神还虚、炼虚合道，此为逆也，逆则成仙。后天返先天，逆也。后天之本即虚，返先天之本即实，术曰辟谷，勿行虚虚实实之道，后天之物坏，先天之体实，世间小道之苦修也。定庚甲，庚者，白虎金也；甲者，青龙木也。五行之偏性，世间之万物，五行之和道，人身之神机。水火两极，金木两翼，土为中枢。脾胃之土升清降浊，后天之本转机，则后天之食物即转化为后天之精华，充实肉身，从寸短之躯长成八尺之士。水火为先天之机，水升火降，下火温水，上水济火，则水不寒，火不亢，是为水火既济，否则为水火未既。金木为两翼升降之道路，水火之母，金木纵生水火，横返脾胃，是先天后天之沟通。水火金木为神机之本，土为生机之本。穷戊己，定庚甲，后天返先天。

【上鹊桥，下鹊桥。天应星，地应潮。】

明月注：人有形之肉身有血管、神经、骨道之运布，人无形之神机有 24 经络，奇经八脉，这无形神机是肉身应动之源，无神则无命，有神则有命。肉身乃神体之外衣，此外衣之寿命不过 120 年，古人说，人生 70 古来稀，皆因一花甲为 60 年，60 岁即肉身成、住、坏、灭、空之周期，而今之人皆 70 岁以上，此为特殊天象之因，按下不说。任督二脉是人之神体的阴阳之海，周流环布，连通二脉者鹊桥也。上之鹊桥，舌也；下之鹊桥，会阴也。上应天星，天星者，二十八宿，斗星七政也。下应地潮，地潮者，月之应也。世间小道修炼，既应天星之运转，以运火候之太过不及；亦应地气之升降，以候卦爻之阴阳。不外太阳系而已，故曰小道之术，丹鼎之功也。

【起巽风，运坤火。入黄房，成至宝。】

明月注：作丹之法，神体之璇玑，应后天之卦气。左升为坎、艮、震、巽，故曰起巽风；右降为离、坤、兑、乾，故曰运坤火。黄房者，黄庭也，丹田之室。成至宝，既成小药，弹丸小丹而已。世间小道就是如此，养生可以，修行无期。

【水怕干，火怕寒。差毫发，不成丹。】

明月注：世间小道炼丹之火候极其烦琐，参日之分至启闭，同月之朔望弦张，契人之藏象经络，故魏伯阳作《周易参同契》，所谓炼丹之术、龙虎之术、铅汞之术，皆故弄玄虚，无非天人合一之术而已，后世外道之徒，不明就里，作内丹、外丹之谬，君王将相，死伤无数，自以为飞升成仙，实过奈何饮孟婆之路；如此复杂的手法、意念、呼吸，却不讲任何心法的操纵，这就是小道的特点。鼎内之术，无非金木水火之温热寒凉而已，差之毫发，都不会成丹，其实那个丹成了也没有多大用处。

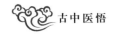

【铅龙升，汞虎降。驱二物，勿纵放。】

明月注：铅者，玄武水也；龙者，青龙木也；汞者，朱雀火也；虎者，白虎金也。二物者，水火，水升火降，勿行虚虚实实之念。无外乎五行升降。铅者，至沉之物；汞者，至热之物。

【产在坤，种在乾。但至诚，法自然。】

明月注：坤者，丹鼎之田，黄庭之地；乾者，泥丸之宫，元神之舍。产在坤，既丹道修炼在炉鼎炼丹，在丹田成丹，在黄庭守丹。种在乾，小道修炼，意念很重要，无意念则无丹，这个意念先是识神，逐渐入定，元神显现。至诚则元神自现，所谓法自然也。其实为上师之醍醐灌顶，暗中教化，护法之护身驱邪，没有上师、护法的呵护保护，不能修炼，个人意念什么也不是。

【盗天地，夺造化。钻五行，会八卦。】

明月注：天地造化，无非先天、后天之卦气，天地之运气，其根实为阴阳五行，日月五星，此为国学之精髓，天地之渊薮。顺成人，逆成仙。顺则精气神入于人道，男女媾和，成人也。逆则精气神返还于泥丸，即为炼精化气、炼气化神、炼神还虚、炼虚合道，成就三花聚顶、五气朝元之身，造化跳出三界外，不在五行中之路，出六道了。故盗、夺等，皆为逆成仙之术也。

【水真水，火真火。水火交，永不老。】

明月注：水居北方，在卦为坎，在身为肾。火居南方，在卦为离，在身为心。水中藏火，火中藏水。人心中一点真液，乃真水也。肾中一点真阳，乃真火也。水火分于上下，何由而交之？必假戊己真土擒制逼逐，得其真火上升，真水下降，同归丹鼎。水火既济，结成小丹，一炁纯阳与天齐寿，其实不过几百年、几千年而已，最后还是入六道继续轮回。

【水能流，火能焰。在身中，自可验。】

明月注：水火既济，阴阳氤氲，天目打开以后，内视澄明透体，如当年孙思邈、李时珍等。故曰在身中，自可验。

【是性命，非神气。水乡铅，只一味。】

明月注：性命双修，是道家的一个重要法门。性者，神气也；命者，肉身也。形神之术，非神气一支。铅者，真水也，坎水也，一阳二阴也。二阴浊水，一阳亢阳，一阳陷于二阴，即为真水，坎水。阴阳之体，只此一味。

【归根窍，复命关。贯尾闾，通泥丸。】

明月注：尾闾、泥丸等，河车上下之关键也。玄关不是一窍，而是多次设位，最后归于丹田。故曰归根窍，复命关。

【真橐龠，真鼎炉。无中有，有中无。】

明月注：橐龠者，风箱也，天地之呼吸也，《道德经》所谓宇宙橐龠之说，即天地之呼吸。真橐龠，即真呼吸，是人身与天地共呼吸，不是凡人一呼一吸之自然呼吸，此真呼吸即胎息，不用口鼻，皮肤与天地通透，故与天地同呼吸，与运气共升降。这也是肺金宣发肃降的真实体现。青铜炉鼎是假炉鼎，丹田一鼎才是真炉鼎，即丹鼎，炼丹之鼎。有无相生，茫然之无生意念之有，聚神成丹，意念之有生开悟之无。

【托黄婆，媒姹女。轻轻地，默默举。】

明月注：黄婆、姹女，皆强名也。黄婆者，坤土也，即戊己土也，又言意也。姹女，兑金也。兑为少女，金隐水中。晓得五行升降出入和之理，金木水火之机，戊己土之枢，即可明白这个修炼之术，小心翼翼之类。

【一日内，十二时。意所到，皆可为。】

明月注：一日十二时辰，即十二地支。意念引导，河车运转，入黄庭，垦丹田之类。

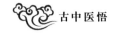

【饮刀圭，窥天巧。辨朔望，知昏晓。】

明月注：刀圭者，中药也，古人修炼需要草药助力。陶弘景的《脏腑修炼辅行诀》一书即是此用途。天巧，天机也，无非阴阳五行之理。朔望昏晓等，实为年月日时之机。天人合一，需要符合天地之时，医道之理。

刀圭者：

（1）中药的量器名。晋·葛洪《抱朴子·金丹》："服之三刀圭，三尸九虫皆即消坏，百病皆愈也。"王明校释："刀圭，量药具。武威汉墓出土医药木简中有刀圭之称。"《本草纲目·序例》引陶弘景《名医别录·合药分剂法则》："凡散云刀圭者，十分方寸匕之一，准如梧桐子大也……一撮者，四刀圭也。"唐·崔元略《赠毛仙翁》诗："度世无劳大稻米，升天只用半刀圭。"清·和邦额《夜谭随录·周琰》："更赠公良药一刀圭，服之必效。"

（2）指中药。唐·王绩《采药》诗："且复归去来，刀圭辅衰疾。"明·单本《蕉帕记·赠帕》："愿今宵，刀圭入口，寒热霎时消。"清·邹容《革命军》第一章："夫卢梭诸大哲之微言大义，为起死回生之灵药，返魄还魂之宝方。金丹换骨，刀圭奏效，法美文明之胚胎，皆基于是。"

（3）指医术。明·陆采《明珠记·访侠》："愿弃了升斗微官，早学那刀圭金鼎，便携家共住。"

（4）乳酪类食物的别名。宋·陶榖《清异录·草创刀圭》引《高丽博学记》："酥名大刀圭，醍醐名小刀圭，酪名水刀圭，乳腐名草创刀圭。"

（5）汤匙。章炳麟《新方言·释器》："斟羹者或借瓢名，唯江南运河而东，至浙江、福建数处，谓之刀圭，音如条耕。"

刀圭，原是古代的药物度量单位。刀，指古代钱币，形状如刀，又称刀币。圭，在古代指重量而言，十粟重为一圭，十圭重为一株，三百八十四株为十六两（即过去的一斤）；在古代容量而言，六粟为一圭，十圭为一撮。刀圭原为古人量取药物的用具，又称为方寸匕，今人则用药匙。《政和证类本草》引用陶弘景《名医别录》："凡散药有云刀圭者，十分方寸匕之一，准如梧桐子大也。方寸匕者，作匕正方一寸，抄散取不落为度。"明·董谷《碧里杂存》上"刀圭"："前在京师买得古错刀三枚，京师人谓之长钱……其钱形正似今之剃刀，其上一圈正似圭璧之形，中一孔即贯索之处。盖服食家举刀取药，仅满其上之圭，故谓之刀圭，言其少耳。"这里所说的服食家，指道家的外丹服食者。刀圭最初用于外丹，以说明药物取量，又以量少喻其珍贵。以后引申进入内丹，是说水火二炁，会聚于中宫丹田。中宫为脾属土，真水聚此为己土，真火聚此为戊土，阴阳二土合而为圭。水火二炁配合之后，产生先天之炁，先天之炁发生之时，其量虽少，而极精极妙，效力无比，可以点化全身，脱胎换骨。《金药秘诀》曰："刀圭者，乃刀头圭角，些子而已。"虽然《元始天尊说得道了身经》曰："咽液服炁为饮刀圭。"指在修炼之时，口中所产之津液，合丹田所生之元炁。咽此液、服此炁，即为饮刀圭。但是此处，与天巧、朔望、昏晓等身外之物对比的，以中药最贴切。

其次，陶弘景在《辅行诀脏腑用药法要》的序言中明确说明："隐居曰：凡学道辈，欲求永年，先须祛疾。或有宿痼，或患时恙，一依五脏补泻法例，服药数剂，必使脏腑平和，乃可进修内视之道。不尔，五精不续，真一难守，不入真景也。服药祛疾，虽相症事，亦初学之要领也。诸凡杂病，服药汗吐下后，邪气虽平，精气被夺，致令五脏虚疲，当即据证服补汤数剂以补之，不然，时日久旷，或变为损证，则生死转侧耳。谨将五脏虚实证候悉列于左，庶几识别无误焉。"

再次，唐末五代是道教方术的转折时期。此前，占主导地位的是行气、导引、外丹等古老方术。后来，内丹术才逐渐兴起。

综上所述，刀圭者以中药为准，以津液为次。

【识浮沉，明主客。要聚会，莫间隔。】

明月注：浮沉者，无非升降出入之机。主客者，人身之里，肉身是客，元神是主，肉身不过百年既归于尘土，元神另择肉身转生。人身之外，运气之主客也。修炼者，需时刻符合天地之道，莫要耽搁时机。

【采药时，调火功。受气吉，防成凶。】

明月注：采药者，即意念引导河车运转，丹鼎炼丹，控制火候之说而已。

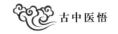

【火候足，莫伤丹。天地灵，造化怪。】

明月注：火候要恰到好处，才能成丹。小道修炼，成一丹，已属不易，故赞叹天地之灵气，造化之怪哉。小道就是小道，这一个丹也不能使修炼人圆满，会继续选一个根基好的徒弟，将丹传给他，即所谓的将功力传给他，由徒弟将丹继续炼下去，这样一直持续许多代，才可能将这个丹炼成，所以道家讲师傅找徒弟，而不是徒弟找师傅。

【初结胎，看本命。终脱胎，看四正。】

明月注：初结胎，即丹鼎炼丹，此时本命识神意念引导，元神运转神机，丹成之后，玄关设位，玄关归位，最后丹珠炸开，修炼人开悟圆满。道家圆满的方式大致有白日飞升、尸解等。四正者，子午卯酉也。

【密密行，句句应。】

明月注：严格按照前述修炼之法执行，心无旁骛，不入魔道，就会步步为营，丝丝入扣，境界使然，最后直至圆满，其实这个圆满不过是六道之内的天人而已，修成也只是个散仙，驾鹤御龙，距离出六道还远着呢！按照小道修炼，大圆满之法，实为至难也。修行之法的根蒂在于心性之修，而不是命身之炼。

圣人出生时发生了什么

"燧人之世，有大人之迹出于雷泽之中，华胥履之，生庖牺于成纪。"（《帝王世纪》）

燧人氏的时代，有巨人的印迹在雷泽之中出没，华胥踩到了巨人的脚印，在成纪（今甘肃天水）这个地方生下了庖牺（伏羲）。

"登，少典妃，游华阳，有龙首感之，生神农于裳羊山。"（《帝王世纪》）

神农氏的母亲名登，是少典的妃子，到华阳游玩，有龙头使她感而受孕，在裳羊山生下了神农。

"附宝，见大电光绕北斗枢星，照郊野。感附宝，孕二十五月，生黄帝于寿丘。"（《帝王世纪》）

黄帝的母亲附宝，看见一道巨大的电光绕着北斗枢星旋转，照彻郊野。附宝感而受孕，怀孕二十五个月，在寿丘这个地方生下了黄帝。

"黄帝者，少典之子，姓公孙，名曰轩辕。生而神灵，弱而能言，幼而徇齐，长而敦敏，成而聪明。"（《史记·五帝本纪》）

黄帝生而神灵，不到七十天就能说话，幼儿时期就才智周遍，长大之后敦敏，长成之后更加闻见明辨。

"高辛生而神灵，自言其名。"（《史记·五帝本纪》）

帝喾高辛刚生下来就自己说出了自己的名字。

"虞舜者，名曰重华。"（《史记·五帝本纪》）

舜，每只眼睛里面有两个瞳仁。

"父鲧妻修己，见流星贯昴，梦接意感，又吞神珠薏苡，胸坼而生禹。"（《史记》正义引《帝王纪》）

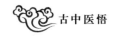

大禹的父亲鲧娶妻修己，修己看见流星穿过昴星，梦里交接，意有所感，又偶然间吞食了一年生的草本植物薏苡，胸口裂开生出了大禹。

"殷契，母曰简狄，有娀氏之女，为帝喾次妃。三人行浴，见玄鸟堕其卵，简狄取吞之，因孕生契。"（《史记·夏本纪》）

商朝的祖先契，母亲叫简狄，有娀氏之女，是帝喾高辛的第二个妃子。简狄和女伴三人沐浴，看见一只燕子的卵掉了下来，简狄取而吞之，因此怀孕，生下了契。

"周后稷，名弃。其母有邰氏女，曰姜原。姜原为帝喾元妃。姜原出野，见巨人迹，心忻然悦，欲践之，践之而身动如孕者。居期而生子，以为不祥，弃之隘巷，马牛过者皆辟不践；徙置之林中，适会山林多人，迁之；而弃渠中冰上，飞鸟以其翼覆荐之。姜原以为神，遂收养长之。初欲弃之，因名曰弃。"（《史记·周本纪》）

周朝始祖后稷，名叫弃，他的母亲是有邰氏女，叫姜原，是帝喾高辛的第一个妃子。姜原出行到野外，看见一个巨人的脚印，心中受到启示，很高兴，想要把脚伸到里面去。没想到脚一伸到里面就有了身孕。生下儿子后，姜原认为这个儿子不祥，把他丢弃到小巷子里，马牛经过的时候都避开不踩踏他；又扔到树林里，刚好树林里人多，把他抱了回去；又扔到渠中冰上，飞鸟用自己的翅膀遮盖住他。姜原无可奈何，只好把他带回去，养大成人。

"孔子母徵在游于大泽之陂，睡，梦黑帝使请与己交。语曰：'汝乳必于空桑之中。'觉则若感，生丘于空桑之中。"（《春秋纬·演孔图》）

孔子的母亲徵在大泽旁游玩，睡了一觉，梦见黑帝和自己交欢，并对她说："你的儿子必生于有大片桑林的叫空桑的地方。"徵在醒来后若有所感，后来果然在空桑生下了孔子。

"其先刘媪尝息大泽之陂，梦与神遇。是时雷电晦暝，太公往视，则见蛟龙于其上。已而有身，遂产高祖。"（《史记·高祖本纪》）

刘邦的母亲刘媪曾在大泽旁边歇息，梦见和神交欢，其时雷电交加，天色晦暗。刘邦的父亲太公去到一看，只见蛟龙伏在刘媪身上，不久就有了身孕，生下了汉高祖刘邦。

"世祖武皇帝讳赜，字宣远，太祖长子也。小讳龙儿。生于建康青溪宅，

其夜陈孝后、刘昭后同梦龙据屋上，故字上焉。"（《南齐书·武帝本纪》）

南齐武帝萧赜，字宣远，是太祖萧道成的长子，小名叫龙儿。生于建康（南京）青溪宅。出生的那天夜里，陈孝后和刘昭后两位皇后都梦见一条龙盘踞在屋顶上，因此给他取小名叫龙儿。

"高祖……生而有奇异，两胯骈骨，顶上隆起，有文在右手曰'武'。"（《梁书·武帝本纪》）

高祖梁武帝萧衍，生具异相，两胯骈骨顶端高高隆起，右手天然纹有一个"武"字。

"太祖道武皇帝……母曰献明贺皇后。初因迁徙，游于云泽，既而寝息，梦日出室内，寤而见光自牖属天，欻然有感。以建国三十四年七月七日，生太祖于参合陂北，其夜复有光明。"（《魏书·太祖纪》）

魏太祖道武皇帝拓跋珪的母亲献明贺皇后，迁徙途中在云泽游玩，睡了一觉，梦见室内出太阳，醒来发现一道光芒从窗户里直达上天，忽然就感而受孕。生下太祖的那天夜里，那道光芒又出现了。

"显祖文宣皇帝……后初孕，每夜有赤光照室，后私尝怪之。"（《北齐书》）

北齐文帝高洋的母亲刚怀孕的时候，每夜有红光照彻室内，他母亲感到很奇怪。

"太祖文皇帝姓宇文氏，讳泰……母曰王氏，孕五月，夜梦抱子升天，才不至而止。寤而告德皇帝，德皇帝喜曰：'虽不至天，贵亦极矣。'生而有黑气如盖，下覆其身。及长，身长八尺，方颡广额，美须髯，发长委地，垂手过膝，背有黑子，宛转若龙盘之形，面有紫光，人望而敬畏之。"（《周书》）

周文帝宇文泰的母亲王氏，怀孕五个月，夜里梦见抱着儿子升天，没有升上天就停止了。醒来告诉宇文泰的父亲德皇帝，德皇帝高兴地说："虽然没有升上天，将来也极其富贵了。"宇文泰生下来的时候，有黑气像盖子一样覆盖着他的身体。长大之后，身高八尺，额头又方又大，蓄着一部美髯，头发长得都垂到了地上，垂手过膝，背部有黑子，像龙盘踞的形状，脸上有紫光，人们看见他都非常敬畏。

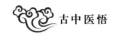

"皇妣吕氏，以大统七年六月癸丑夜生高祖于冯翊般若寺，紫气充庭。有尼来自河东，谓皇妣曰：'此儿所从来甚异，不可于俗间处之。'尼将高祖舍于别馆，躬自抚养。皇妣尝抱高祖，忽见头上角出，遍体鳞起。皇妣大骇，坠高祖于地。尼自外入见曰：'已惊我儿，致令晚得天下。'为人龙颌，额上有五柱入顶，目光外射，有文在手曰'王'。长上短下，沈深严重。"（《隋书》）

隋高祖杨坚的母亲吕氏在冯翊般若寺中生下了杨坚，那天夜里，紫气充满了庭院。有一个从河东来的尼姑，对他母亲说："这个孩子来历奇异，不能在俗间抚养。"那尼姑另外找了一间院落，亲自抚养杨坚。有一次，母亲去抱杨坚，忽然见杨坚头上生出角，满身鳞片。母亲大骇，一松手把杨坚坠落于地。那尼姑正好从外面进来，看见了这一幕情景，说："这孩子受惊了，得天下的时间也推迟了。"杨坚长着一副像龙一样的下巴颏，额头上有五根肉柱贯顶，目光外射，咄咄逼人，手上天然纹了一个"王"字。上身长下身短，深沉威严。

"宋高祖武皇帝讳裕……帝以晋哀帝兴宁元年岁在癸亥三月壬寅夜生，神光照室尽明，是夕甘露降于墓树。"（《南史·宋本纪》）

南朝宋武帝刘裕出生的那天夜里，神光照得满室明亮，甘露纷纷降落到墓树之上。

"高祖……体有三乳。"（《新唐书·高祖本纪》）

唐高祖李渊出生时，身上有三个乳头。

"太宗文武大圣大广孝皇帝讳世民……隋开皇十八年十二月戊午，生于武功之别馆。时有二龙戏于馆门之外，三日而去。"（《旧唐书·太宗本纪》）

唐太宗李世民出生的那天，有两条龙在院落的门外嬉戏，三天后才离去。

"太祖神武元圣孝皇帝，姓朱氏，讳晃……生于砀山县午沟里。是夕，所居庐舍之上有赤气上腾。里人望之，皆惊奔而来，曰：'朱家火发矣！'及至，则庐舍俨然。既入，邻人以诞孩告，众咸异之。"（《旧五代史·梁书》）

梁太祖朱晃出生的那天夜里，他们家的房屋上面有赤气升腾，乡人看见了，都惊慌地飞奔而来，喊着："朱家失火了！"待得奔到跟前，却发现屋舍俨然，并没有失火。邻居告诉乡人是朱家生了一个孩子，大家都非常惊异。

"太祖武皇帝,讳克用……母秦氏,以大中十年丙子岁九月二十二日,生于神武川之新城。在妊十三月,载诞之际,母艰危者竟夕。族人忧骇,市药于雁门,遇神叟告曰:'非巫医所及,可驰归,尽率部人,被甲持旄,击钲鼓,跃马大噪,环所居三周而止。'族人如其教,果无恙而生。是时,虹光烛室,白气充庭,井水暴溢。"(《旧五代史·唐书》)

后唐追封的太祖武皇帝李克用的母亲秦氏,怀孕怀了十三个月。临盆的时候非常艰难,竟夕之间艰危数次。族人担忧,去雁门买药,遇见一个神叟告诉他们说:"这不是巫医能够治愈的,赶快回去,率领所有的部人,披甲持旗,击鼓,跃马大声喊叫,环绕产妇的居室三圈再停止。"族人听从了神叟的指教,果然,李克用安然无恙地出生了。出生的那一刻,虹光照彻室内,白气充盈庭院,井水暴溢。

"庄宗光圣神闵孝皇帝,讳存勖……母曰贞简皇后曹氏,以唐光启元年岁在乙巳,冬十月二十二日癸亥,生帝于晋阳宫。妊时,曹后尝梦神人,黑衣拥扇,夹侍左右。载诞之辰,紫气出于窗户。"(《旧五代史·唐书》)

后唐庄宗李存勖的母亲曹氏怀孕的时候,梦见神人穿着黑衣,拥着宫扇,分列左右侍奉。李存勖出生的时候,紫气冲出了窗户。

"太祖圣神恭肃文武孝皇帝,姓郭氏,讳威……载诞之夕,赤光照室,有声如炉炭之裂,星火四迸。"(《旧五代史·周书》)

后周太祖郭威出生的时候,赤光照彻室内,有声音像炉炭爆裂的声音,星火四溅。

"(李煜)丰额骈齿,一目重瞳子。"(《新五代史·南唐世家》)

南唐后主李煜额头宽大,有两层牙齿,其中一只眼睛有两个瞳仁。

"太祖……生于洛阳夹马营,赤光绕室,异香经宿不散。体有金色,三日不变。"(《宋史·太祖本纪》)

宋太祖赵匡胤出生的时候,赤光缭绕室内,异香一夜都没有散。赵匡胤身体呈金色,三天金色都没有消退。

"太宗……母曰昭宪皇后杜氏。初,后梦神人捧日以授,已而有娠,遂生帝于浚仪官舍。是夜,赤光上腾如火,闾巷闻有异香。"(《宋史·太宗本纪》)

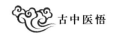

宋太宗赵光义的母亲梦见神人捧着太阳授给她，因此受孕。赵光义出生的时候，赤光像火一样升腾，异香充满了街巷。

"真宗……母曰元德皇后李氏。初，乾德五年，五星从镇星聚奎。明年正月，后梦以裾承日，有娠，十二月二日生于开封府第，赤光照室，左足指有文成'天'字。"（《宋史·真宗本纪》）

乾德五年，金、木、水、火、土五星从镇星（土星）聚集到二十八宿之一的奎宿，第二年正月，宋真宗赵恒的母亲梦见自己用裙裾承接太阳，因而有孕。赵恒出生的时候，赤光照彻室内，赵恒的左足脚趾天然地纹有一个"天"字。

"英宗……王梦两龙与日并堕，以衣承之。及帝生，赤光满室，或见黄龙游光中。"（《宋史·英宗本纪》）

宋英宗是仁宗的养子，他的亲生父亲濮安懿王有一次梦见两条龙和太阳一起堕下来，自己用衣服承接。英宗出生的时候，赤光满室，间或能看见黄龙在赤光中游走。

"神宗……生于濮王宫，祥光照室，群鼠吐五色气成云。"（《宋史·神宗本纪》）

宋神宗出生的时候，祥光照彻室内，成群的老鼠吐出五色气，聚集成了云彩。

"孝宗……张氏梦人拥一羊遗之曰：'以此为识。'已而有娠，以建炎元年十月戊寅生帝于秀州青杉闸之官舍，红光满室，如日正中。"（《宋史·孝宗本纪》）

宋孝宗是高宗的养子，他的亲生母亲张氏梦见有人拥着一只羊给了她，说："以此为标志。"因而有孕。宋孝宗出生的时候，红光满室，就像正中的太阳。

"理宗……前一夕，荣王梦一紫衣金帽人来谒，比寤，夜漏未尽十刻，室中五彩烂然，赤光属天，如日正中。既诞三日，家人闻户外车马声，亟出，无所睹。幼尝昼寝，人忽见身隐隐如龙鳞。"（《宋史·理宗本纪》）

宋理宗是宁宗的养子。宋理宗出生的前一天夜里，他的亲生父亲荣王梦见一个紫衣金帽的人来拜谒，醒来时发现室内五彩灿烂，赤光直达上天，就像正中的太阳。理宗出生三天，家人听到门外有车马声，等出去又什么都没有了。理宗幼时，有一次白天睡着了，家人忽然看见他身上隐隐有龙鳞一样的东西出现。

"度宗……荣文恭王夫人全氏梦神言：'帝命汝孙，然非汝家所有。'嗣荣王夫人钱氏梦日光照东室，是夕，齐国夫人黄氏亦梦神人采衣拥一龙纳怀中，已而有娠。及生，室有赤光。"（《宋史·度宗本纪》）

宋度宗是理宗的养子。他的祖母梦见神说："天帝给你们一个孙子，却不归你家所有。"一天夜里，嗣荣王夫人钱氏梦见太阳的光芒照彻东室，度宗的亲生母亲齐国夫人黄氏也梦见神人穿着五彩衣服，拥着一条龙纳入自己怀中，因而有孕。度宗出生的时候，室内有赤光。

"太祖……母梦日堕怀中，有娠。及生，室有神光异香，体如三岁儿，即能匍匐……三月能行，晬而能言，知未然事。自谓左右若有神人翼卫。虽龆龀，言必及世务。"（《辽史·太祖本纪》）

辽太祖耶律阿保机的母亲梦见太阳落进怀里，因而有孕。出生时，室内有神光和异香，生下来身体就像三岁的小孩，马上就能匍匐前进。三个月就能够行走，能够清脆地说话，知道未来的事。自己说左右好像有神人护卫。虽然还是儿童，但说话必定涉及世务。

"太宗……唐天复二年生，神光异常，猎者获白鹿、白鹰，人以为瑞。"（《辽史·太宗本纪》）

辽太宗耶律德光出生时，神光异常，猎人捕获了白色的鹿和白色的鹰，人们都认为是祥瑞之兆。

"辽道宗时有五色云气屡出东方，大若二千斛囷仓之状，司天孔致和窃谓人曰：'其下当生异人，建非常之事。天以象告，非人力所能为也。'咸雍四年戊申七月一日，太祖生。"（《金史·太祖本纪》）

辽道宗时有五色云气屡屡在东方出现，大得像二千斛谷仓的形状。司天的官吏私下里对人说："五色云气下面应当生下一个异人，建立非常的事业。天象已经显现出来了，不是人力所能为的。"果然，紧接着金太祖完颜阿骨打就在东方出生了。

"太祖……母陈氏，方娠，梦神授药一丸，置掌中有光，吞之，寤，口

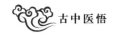

余香气。及产，红光满室。自是夜数有光起，邻里望见，惊以为火，辄奔救，至则无有。比长，姿貌雄杰，奇骨贯顶。"（《明史·太祖本纪》）

明太祖朱元璋的母亲陈氏怀孕的时候，梦见神授给她一粒药丸，放在掌中发光，吞下去后就醒了，口中犹有余香。临盆时，红光满室。夜里数次有光照耀，邻里望见以为起火，奔救而来，却发现没有起火。长大后，朱元璋容貌雄伟，有奇骨贯穿头顶。

"仁宗……母仁孝文皇后，梦冠冕执圭者上谒。寤而生帝。"（《明史·仁宗本纪》）

明仁宗的母亲梦见戴冠冕，手执玉圭的人上前拜谒，醒来就生下了仁宗。

"宣宗……生之前夕，成祖梦太祖授以大圭曰：'传之子孙，永世其昌。'既弥月，成祖见之曰：'儿英气溢面，符吾梦矣。'"（《明史·宣宗本纪》）

明宣宗出生前夕，他的祖父明成祖梦见太祖朱元璋授以大玉圭说："传之子孙，永世昌盛。"待宣宗满月后，成祖见了他，说："这孩子英气溢面，和我梦中所见一模一样啊。"

"世祖……母孝庄文皇后方娠，红光绕身，盘旋如龙形。诞之前夕，梦神人抱子纳后怀曰：'此统一天下之主也。'寤，以语太宗。太宗喜甚，曰：'奇祥也，生子必建大业。'翌日上生，红光烛宫中，香气经日不散。上生有异禀，顶发耸起，龙章凤姿，神智天授。"（《清史稿·世祖本纪》）

清世祖顺治的母亲怀孕时红光绕身，盘旋如龙的形状。出生时，梦见神人抱着一个孩子纳入怀里，说："这是统一天下之主。"醒后告诉了太宗，太宗高兴地说："这是奇异的祥瑞，若是生个儿子一定能建立大业。"第二天顺治就出生了，红光照耀宫中，香气经日不散。顺治生有异秉，顶上的头发耸起，龙章凤姿，神智天授。

中医、兵法、算卦

中国的文化为神传文化，蕴含着浓厚的神秘色彩，而这神秘的部分、被今天无神论破坏的部分，恰恰是其精髓所在。基本的理论各学科都有论述，下面主要想就中国神传文化玄奥神秘的部分，略述自己一孔之见。

一、中医

古代的中医很发达，也很精深，研究的课题针对人身、宇宙整体体系。医术一道，多有高明之人，也是医德高超之士。研医的过程，相当于修炼的过程。

诊断：今人大多只知"望闻问切"，却不知用什么"望闻问切"和"望闻问切"什么。古代医术高明者都有一定的功能，其理论体系又是建立在人与自然合一这样的整体宇宙观的基础之上的，所以，他的诊断就不仅仅是针对人所说的病、病灶、症状等，所以才会有中医治病是整体调和人身阴阳、达到阴阳平衡之说。事实上，中医治病是使用功能查看患者的体内巨系统的运行情况和体外不同空间物质、生命的存在表现情况，以及由此对人所起的干扰与影响，并查看它的来源与因由及其过去、现在、将来在不同空间的表现情况，再针对不同的病施用不同的治疗方法。

古代对疾病的诊断，主要是看人身在另外空间的某些物质是否增多或减少及其性状的变化，所说的寒热、虚实、表里、阴阳是指另外空间人身的特性。

治疗：古代治疗的方法很多，几乎每一种病就有一种针对治疗的方法。针灸是以针或灸或二者结合的方式，从这个空间对另外的空间进行有针对性的信息作用，从而起到调整人身阴阳平衡、疏经活络、开关通窍、舒通经脉等目的。最有趣的是中医的处方，开方用药讲究君、臣、佐、使。单方是直

169

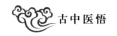

奔主题，直截了当进行针对治理；大的处方是整体调理，还要在过程中根据情况对处方适当增减。中国古代的药分为植物药、动物药、金石药、水等，几乎自然界万物都能当药用，古代人对药的认识也是看药、水在另外空间的特性，当人与药在另外同一空间的特性相互抵消时，病就治好了。

通过以上分析可以看出，要想用中国古代的方法治病，必须提高自己的道德层次，才能有把握自然界万事万物特性的能力，才会对疾病有准确的诊断和准确的用药，才能妙手回春。

在中国古代，有很多和尚、道士、文人墨客都会治病，而且医、卜、星、相皆通。古代的有些官员去私访、查案多化装成游医，还有"**不为良相便为良医**"的说法。

曾有位中医大夫，方圆数十里医术闻名，他一般上午坐诊，接待患者；下午巡诊，上门诊治那些不能去诊所的患者。笔者曾亲见其为人诊治，治疗方法也较特殊，一边诊疗，或草药或针灸，一边历数患者的种种劣迹，如同亲见，教人改过向善。

过去有"**小医医病，中医医人，大医医国**"之说，确实如此。

二、兵法

现在流传的兵法只是一些智谋、策略、技巧等，古代行军布阵是另有内容的。过去没有现在的汽车火车飞机，因而行军过程是另有讲究的，与现代人的观念根本不同，有些是现代人无法想象的，那是另外一种状态，如采用搬运术、五行遁术等超越时空的方法。兵法是用兵之术和阵法的合称，何谓兵？除了大家熟知的士兵，还有草木皆兵、撒豆成兵、剪纸成物、诸葛亮借东风等。布阵一法、阵图，有些早已失传，只留下一些阵名，如一字长蛇阵、两仪阵、三才阵、七星阵、八卦阵、九宫阵、十面埋伏阵、天门阵等。阵中有几个主要的人，如布阵发动之人、坐阵镇守之人等。一句话，就是布阵者采用阵图、阵法等与不同空间的能量沟通、演练，最后发生一定效应。关于兵法阵图的一些故事，史书多有记载，细微之处，恕难笔墨。

三、算卦

算卦是根据卦象、天干地支等反映出来的信息，推测事物存在、发展变化的前因后果。常用的理论依据是相生相克、物极必反、阴阳五行、五运六气、八卦、干支变化等。阴阳：表现为天地、男女、虚实、表里、左右等。三才：天、地、人。五行：金、木、水、火、土。相生相克：金生水、水生木、木生火、火生土、土生金；金克木、木克土、土克水、水克火、火克金。八卦：干、兑、离、震、巽、坎、艮、坤，表现为天、泽、火、雷、风、水、山、地，两两相叠，又可变化为八宫六十四卦，用以反映世间万事万物存在、变化、发展的信息。天干：甲乙丙丁戊己庚辛壬癸。地支：子丑寅卯辰巳午未申酉戌亥。干支配合纪年法就是中国的旧历。干支纪年法不仅仅是采用的符号不同，还有着更深的内涵。四柱、六爻术中，干支在年为太岁，在月为月将，在日为日值，掌管当年、当月、当日万物生杀大权，也就是说，时间是不同空间的神，对不同空间的事物起着相应的制约作用。

四柱是典型的天干地支的应用，年、月、日、时，就像四个柱子，安身立命，反映了事物在一定时空存在、变化的定数，从其携带的信息与相互作用的关系，可以推断事物发展变化的结果。卦象是事物本质象的体现，不是表面事物形的表现，这就是说，通过观察事物象的信息能获得更准确的符合事物本质的结论。易经与八卦反映的是太阳系以内的理，是古人顺应天命的应用，其观察事物、看待事物演变的理念与今人看待事物的观念完全不同。天象、太极、八卦、干支、五行、六气等，反映了古人对宇宙、事物不同的观察角度与层次，也是宇宙事物内在生命信息的本质体现，它们反映了不同层次、不同空间的生命、物质的存在及状态。算卦，其实就是借助这些文字、信息等，了解事物在不同空间的存在、变化与结果。

中国古代的科技是相当发达的，而且整个社会的存在状态也是另外一种与今天截然不同的状态，看待事物、观察事物的方式与思维方法也完全不同。今天的人无法理解古人，是因为今天的科学理论，根本与古人的科技发展背道而驰，古人是直接针对宇宙、生命、人身的本质去研究发展，是人与自然和谐相处的环境，是向道尚德的社会状态。

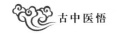

扁鹊学派的末流滥觞——火神派溯源

《汉书·艺文志》有医经七家、经方十一家的记载。医经七家有：黄帝内经十八卷、黄帝外经三十七卷、扁鹊内经九卷、扁鹊外经十二卷、白氏内经三十八卷、白氏外经三十六卷、白氏旁篇二十五卷，共二百一十六卷。经方十一家有：五脏六腑痹十二病方三十卷、五脏六腑痹十六病方四十卷、五脏六腑痹十二病方四十卷、风寒热十六病方二十六卷、泰始黄帝扁鹊俞跗方二十三卷、五脏伤中十一病方三十一卷、客疾五脏狂颠病方十七卷、金创瘈疭方三十卷、妇人婴儿方十九卷、汤液经法三十二卷、神农黄帝食禁七卷，共二百七十四卷。

考据《汉书·艺文志》的记载断定，当时已形成四大医学流派，即医经、经方、房中、神仙四家，《黄帝内经》仅是医经派的代表作之一。上古著名医家有僦贷季、岐伯、雷公、俞跗、少俞、少师、巫彭、伯高、马师皇、鬼臾区、苗父、巫咸、巫妨。

扁鹊学派的鼻祖是俞跗，《史记·扁鹊仓公列传》载："上古之时，医有俞跗，治病不以汤液醪醴，镵石挢引，案扤毒熨，一拨见病之应，因五脏之输，乃割皮解肌，诀脉结筋，搦髓脑，揲荒爪幕。湔浣肠胃，漱涤五脏，炼精易形。"可见，俞跗是一位外科专家，其学术与黄帝学派的《黄帝内经》旨异。《韩诗外传》说："俞跗之为医也，溺木为脑，芷草为躯，吹窍定脑，死者复生。"少俞是俞跗之弟，医术多与兄同。扁鹊学派的奠基者还有巫彭，《路史》记载："黄帝命巫彭、桐君处方桃耳，渝洗刺治，而人得以尽年。"巫彭的医技比较全面，能处方，能手术，亦能针刺。苗父，《说苑》记载："苗父之为医也，以营为席，以刍为狗，北面而视，祝发十言耳，诸扶而来者，舆而来者，皆平复如故。"可见，苗父是一位善祝的巫医。巫咸，《世本》记载："巫咸，尧帝时臣，以鸿术为尧之医，能祝延人之福，愈人之病，祝树树枯，祝鸟鸟坠。"巫咸与苗父相类，神通更加广大。巫妨，《备急千金要方》中记载古有巫妨，著有儿科《颅囟经》，是一位儿科医生。

扁鹊，《史记》有传，是战国至秦汉时期被人们广为传诵的古代著名医家，受到包括张仲景在内的古代医家和人民群众的崇拜和尊敬。在古代医者技术等级"神圣工巧"的排列中，扁鹊列居首位，号曰神医。《史记·扁鹊传》载，扁鹊得其师长桑君的嫡传亲授，长桑君"取其禁方书尽与扁鹊，忽然不见，殆非人也"。长桑君既非凡庸之人，扁鹊则"以其言饮药三十日，视见垣一方人，以此视病，尽见五脏癥结"，因而亦非常人。据考，扁鹊系齐国卢人，姓秦氏，名越人。西汉·杨雄《法言·重黎》曰："扁鹊，卢人也。"《战国策》高诱注："扁鹊，卢人也，字越人。"三国·韦昭《汉书·高帝纪》注："扁鹊，泰山卢人也，名越人"。卢地在今山东长清县。《史记·扁鹊传》中，扁鹊自言"臣齐渤海秦越人"，也说明了扁鹊是齐国人。齐国地处山东半岛，是古代东夷部族的活动聚居地。毫无疑问，扁鹊当是东夷部族的后裔。扁鹊的形象在东汉画像石刻中有生动而明晰的表现。山东微山、济南等地出土的神医画像石刻中，扁鹊是人手人面、头戴冠帻、鸟身禽立、一束长尾的神人。

扁鹊是《史记》中仅收的两名医学家之一。司马迁说："至今天下言脉者，由扁鹊也。"明确地指出了扁鹊是脉学创始人。同时指出："扁鹊言医，为方者宗，守数精明，后世循序，弗能易也。"即在西汉初期的多数人心目中，医学之祖不是岐黄，而是扁鹊。自春秋末年起，扁鹊之学一直为历代医者所遵循、传习，不可更易。杨雄是西汉末年著名学者，班固称其"博极群书"，他在模仿《论语》而做的《法言·重黎》中说："扁鹊，卢人也，而医多卢。"这说明在两汉时期的医学界，扁鹊学派的医者占绝对多数和主流。西汉时期最著名的医生是淳于意（仓公），东汉时期最著名的医生是郭玉、华佗和张仲景。仓公和华佗是公认的扁鹊学派传人，郭玉及张仲景的主要学派属性也是属于扁鹊学派。

水火之剂是战国、秦、西汉时期扁鹊学派常用的方剂，而黄帝学派是否定水火之剂的功效的，所以根据《汉书·艺文志》的医经"总论"说："经方者，本草石之寒温，量疾病之深浅，假药味之滋，因气感之宜，辨五苦六辛。致水火之齐，以通闭解结，反之于平。"可确定其后列出的《扁鹊俞跗方》即是扁鹊学派的传世医方了。扁鹊的学生有子阳和子豹（《史记·扁鹊仓公列传》）。据《说苑》记载，还有子容、子明、子越、子游、子仪诸人，都是扁鹊的弟子。有的长于针刺，有的善于灸艾，有的搜治方药，有的精于

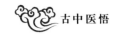

按跻。淳于意的学生有宋邑、高期、王禹、冯信、杜信、唐安、平亦增等，皆有所学。涪翁师授程高，程高又师授郭玉。

《难经》立命门、元气、三焦整体说。《难经》于"三十六难""三十九难"中两次提出肾有二者，左为肾，右为命门，并明确指出命门之气与肾通。且结合肾间动气、原气原穴，系统论述了命门的功能所在。如"三十六难"云："肾两者，非皆肾也，其左者为肾，右者为命门。命门者，诸神精之气舍，原气之所系也，男子以藏精，女子以系胞。"《难经》与《黄帝内经》所释"命门"之义大相径庭，我们可以断定，《难经》"右肾为命门"之说是在《黄帝内经》之外别有师承。元气即原气、元阳，未见于《黄帝内经》。最早将"元气"引入中医领域的当首推《难经》。"六十六难"说："脐下肾间动气者，人之生命也，十二经之根本也，故名曰原。"元气是人身的天真本原之气，对于生命活动有重要温煦、推动作用，正如"八难"所说："诸十二经脉者，皆系于生气之原。所谓生气之原者，谓十二经之根本也，谓肾间动气也。此五脏六腑之本，十二经脉之根，呼吸之门，三焦之原，一名守邪之神。"《素问·上古天真论》虽有真气、肾气的记载，但未见元气之概念，而《难经》则创说元气，是后世元阳理论的根源。

《黄帝内经》认为"三焦"是有形的。《难经》则提出三焦"有名无形"说，如"二十五难"说："心主与三焦为表里，俱有名无形。""三十八难"亦云："所以腑有六者，谓三焦也。有原气之别焉，主持诸气，有名而无形。"三焦的生理功能，一为运行水液，二为通行元气。关于三焦为人身水液运行的主要通道，这在《黄帝内经》中有多处论述，如《素问·灵兰秘典论》："三焦者，决渎之官，水道出焉。"三焦通行元气说，则为《难经》所首创。如"三十一难"说："三焦为，气之所终始也。""三十八难"说："三焦为原气之别使，主持诸气。"上述论述均明确说明三焦是人身元气、元阳升降出入的道路，元气是通过三焦而通达于五脏六腑和全身的。《难经》关于命门、元气（元阳）、三焦的理论是相互贯通的：命门者，元气系之，乃先天之本原；元气产生于命门，为先天本原之气，滋润温养脏腑经络，维持人身基本生命活动；元气由三焦布达全身，发挥其生理效应，调控机体内外统一。总之，此命门、元气（元阳）、三焦整体说，发《黄帝内经》所未发，为扁鹊学派《难经》独树一帜的学术观点。

三国东吴的吕广首先为《难经》作注，开医经注解之始，明显早于全元起、王冰注解《素问》和杨上善注解《黄帝内经太素》，说明扁鹊学派在三国时期仍是影响最大的医学学派。

东汉华佗（约145—208），字元化，沛国谯（今安徽省亳县）人，东汉末年杰出的外科学家。华佗早年游学徐州，学识渊博，兼通数经，晓养性之术。在无数疾病和战火之中，取得了医学上的很高成就，精通内、外、妇、儿、针灸等科，尤以外科手术见长，被后人誉为"外科鼻祖"。麻沸散、剖腹术等，正是他在军队供职多年，大量野战外科临床实践上的发明创造。华佗著《中藏经》，又名《华氏中藏经》，重视阴阳的调和及人身的阳气。《中藏经》上卷有"人法于天地论"和"阴阳大要调神论"，专门论述了天地阴阳与人身健康疾病的关系，强调了阴阳调和及阳气的重要性。论中对阳气十分重视，反复提出"阳者生之本""得其阳者生""钟于阳者长""顺阳者多长生"等阳主阴从的理论，以至于最后引出"阴常宜损，阳常宜盈"的结论，异于阴阳平衡的一般认识。《中藏经》中讲到治法有"水法六论""火法五论"等内容，水法用于六腑之阳证，火法用于五脏之阴证，水火之法体现了阴阳寒热的异治。华佗还著有《内照法》（授业于《扁鹊镜经》）一书，也是扁鹊学派的经书，其理论精髓均与《难经》《中藏经》等经典一脉相承，而与黄帝学派的《黄帝内经》大相径庭。华佗弟子有吴普、樊阿、李当之等。《南史》记载，后世徐熙得《扁鹊镜经》一卷，学而用之皆效，名震海内；传子徐秋夫（史称医术弥工）；徐秋夫传子徐道度（医术被宋文帝称天下五绝之一）、徐叔向；徐道度传子徐文伯（善用水火之剂）、徐謇（《魏书》记载为北魏名医）；徐叔向传子徐嗣伯（善用水火之剂）；徐文伯传子徐雄；徐雄传子徐之才（北齐名医，提出"十剂"论）、徐之范；徐之范传子徐敏齐。

张仲景《伤寒杂病论》的中心思想就是"扶阳"与"存津液"。

宋朝《扁鹊心书》托名扁鹊所传，由南宋窦材（1070—1150）著。窦材是今河北省正定县人，为传四世医之家，官至武翼郎，前开州巡检。此书上卷突出体现了窦材的学术指向，10篇论述着重阐发了窦材"为医者，要知扶保阳气为本"的认识，窦氏重视扶阳，尤其注重扶脾肾二脏之阳，认为"脾为五脏之母，肾为一身之根"，因此，在临证施治上重视温补脾肾之阳。从《扁鹊心书》附"窦材灸法"中所列50余种病证的辨证来看，其中30余种病证为脾肾阳虚；再从书中所载40余则医案分析，也有一半以上是用温补脾肾

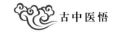
之法，可见其对脾肾二脏的重视程度。

由此可见，上古中医早就已经有"火神派"这种理论与技术了。善用大剂量姜桂附或灸治疗各种疑难杂症，乃扁鹊学派"水火之剂"中"火剂"的具体应用，其"扶阳"理论在扁鹊学派中早有煌煌定论，在窦材的《扁鹊心书》中论述得最为透彻、精当，只要辨机准确，投大剂量桂附是情理之中的事情，只是如今的所谓现代中医或囿于自身水平，或囿于如今的医患矛盾，已经不敢按照中医理论来辨机论治了。

谈仲景之术——从气数图看五苓散证治

"涉浅水者得鱼虾，潜深水者得蛟龙。"

有人说，有方无术的半部《伤寒论》尽管已传世一千多年，但终因不得仲景之术，历代注家俱不得其旨，盲人摸象，百家争鸣，难于一贯。又说，《伤寒论》研究史上的难点之一五苓散证的"太阳膀胱蓄水"之说就是不得仲景之旨而形成的错误提法。现在就分析一下这个仲景之术的学术性。

一、五苓散之证治首见于《伤寒论·湿病脉证并治》中

"湿气在内，与脾相搏，发为中满，胃寒相将，变为泄泻，中满宜白术茯苓厚朴汤，泄泻宜理中汤，若上干肺，发为肺寒，宜小青龙汤，下移肾发为淋漓，宜五苓散。"

【辩解】六淫湿邪为病，邪随体化，首犯太阴2/7，太阴虚寒中满，宜用白术茯苓厚朴汤，太阴虚寒泄泻宜用理中汤，是其正治之法，若外感湿邪犯太阴，上干于肺，发为肺寒，则宜用小青龙汤，小青龙汤之治在手太阴肺也，肺在九宫为7宫，而仲景之术却将其无理由归于2宫，此一也；7宫本为肺宫，仲景之术硬性规定7宫为厥阴肝宫，将3宫硬性规定为太阳寒水表虚外感，于理不通也，此其二；其后的分析将错就错，牵强附会，生搬硬套：若太阴2/7湿邪下移肾，即由太阴2/7下移阳明1/6，仲景之术将阳明1/6定义为肾水1宫。在这里，千年中医的少阴肾水无端变成了阳明肾水。这里还有一个情况：即按照仲景之术，此为男性患者，否则不会逆传，似乎本条经文只为男性患者设计，女性例外，可是得病会按照男女性别去发病吗？湿邪犯肾，肾合膀胱，膀胱气化不通，发为淋漓。注意：此处为寒湿之邪阴邪传肾与膀胱，是淋漓遗尿而不是癃闭。此时则宜用五苓散，通阳化

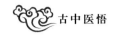

气，健脾燥湿，膀胱气化行则水道得通，淋漓之病除矣。温阳化气，温化寒湿，由此可知，此条之五苓散证治在 2/7 太阴和 1/6 阳明之间，何曾有"太阳膀胱蓄水"一说，注家之非不言而明。无解。

二、五苓散之证治二见于《伤寒论·太阳病》中

"太阳病 3/8，发汗后，大汗出，胃中干，烦躁不得眠，欲得饮水，少少与之，令胃气和则愈。若脉浮，小便不利，微热，消渴者，五苓散主之。"

【辩解】寒伤太阳 3/8 所谓太阳表虚为 3/8，只有这样才能逆传至 2、1 宫，但为什么不可能是太阳表实发汗太过呢？为什么不直接说太阳中风呢？与腑热相争为病，本宜用桂枝汤微发其汗，以祛邪外出，但汗不得法，致令大汗出，汗多亡阳，亡阳饮水就可以治愈吗？亡津液，导致胃中干，胃不和则卧不安，故烦躁不得眠也，胃津竭则欲得水以自救，此时病家宜少少与之，令胃气和则愈。若脉浮，浮主表，知太阳 3/8 之邪未解，而寒邪入里化热与太阴 2/7 湿邪相合，按照仲景之术，仍是男患，湿热移肾下传阳明 1/6，湿热何来？表热入里？肾合膀胱，膀胱之开合肾主之，肾气寒则膀胱亦寒，肾气热则膀胱亦热，今太阴 2/7 湿热之邪移入阳明 1/6 肾中，肾热而膀胱亦热，且膀胱之性是寒遗热闭，故小便不利。微热消渴者，是阳明 1/6 虚热故也。此时宜用五苓散利其小便，使湿热之邪从小便而出则病解。注意：此处五苓散可以清利湿热，与六一散何异？上一条文五苓散可以温化寒湿之邪，自相矛盾，以病测药，则五苓散中之桂枝应是肉桂，开始肆意揣测，生搬硬套，由于历代传抄之误而致此，下结论如此轻率。桂枝和肉桂虽同本，但药用部分不同，药性有别，桂枝是肉桂树的嫩枝，而肉桂是桂皮，肉桂性热而偏入下焦，为温肾阳，助命火之要药；桂枝性温而偏于上行，能解表散寒，旁走四肢。五苓散之治在三焦，而以中下焦为主，尤其主下焦，肉桂专入下焦是其所长，所以五苓散中桂枝应为肉桂才符合临床，热药治湿热，热因热用吗？塞因塞用吗？此千古传抄之误除傅青主独具慧眼外，当真？无人道及，今笔之于此，学者宜深思之，才能明白五苓散之证治。今小便不利是肾气不行，按其说法：湿热之邪入于膀胱，寒遗热闭，借肉桂之性专入肾中以补命门之火，补湿热之邪吗？引甘淡渗湿之猪苓、泽泻利水之药，俱入肾中，又有白术、茯苓健脾燥湿之药，同群共济，脾肾之气健，肾气得通，则膀胱水道畅通无阻，诸症自愈。古人名方大有深意，为何称五苓散，以数定象，五者，明明五味药而已，何必故弄玄虚呢？脾也。按照仲景之术，传统

太阴脾无端变为少阴脾，怎么想来怎么别扭，无理无据。脾为胃行其津液，按照仲景之术，5/1为脾肾少阴热化，此处又引出《素问·太阴阳明论》之"脾为胃行其津液"，脾到底是少阴还是太阴？脾气健则肾气亦健，当真？脾肾之气行则饮食入胃而化津液，输布全身，何病不愈？许多病机并非如此，故许多病不愈。此条之五苓散证治也在太阴2/7和阳明1/6之间，何曾有"太阳膀胱蓄水"之说？无解。

三、五苓散之证治三见于下

"太阳病3/8，发汗已，脉浮弦，烦渴者，五苓散主之。"

【辩解】正常情况下，太阳病3/8发汗后则脉静身凉而病愈，今发汗后脉仍浮弦，知病还不除，浮为风为表，弦为寒，太阳3/8风寒之邪未除必然入里化热，与太阴2/7湿邪相合，而成湿热之患，同上条诡辩。此条之五苓散证治尚在太阴2/7和阳明1/6之间，何曾有"太阳膀胱蓄水"之说？无解。

四、五苓散之证治四见于下

"伤寒4/8，汗出而渴，小便不利者，五苓散主之，不渴者，茯苓甘草汤主之。"

【辩解】本条是张仲景专为女子病伤寒而设的方法论之一，其传变路线是4/8、5/9、6/1、7/2……传经伤寒4/8，按日计传，传变极速，汗出而渴者，证在阳明6/1，何故？太阳4/8之寒邪入里化热，与阳明6/1虚热相合，肾火有余而肾水不足，水不养火，虚火浮游，故有此虚渴之证。当真如此，我们是否可以这样理解：阳明6/1肾，太阳4/8膀胱，肾与膀胱互为表里，按照仲景之术推理，太阳与阳明互为表里？《素问·阴阳别论》云："二阳结谓之消。"二阳者，阳明6/1也，阅遍《灵枢》《素问》，何处谓阳明为二阳？《素问·阴阳别论》说："脉有阴阳……所谓阴者，真脏也。见则为败，败必死也。所谓阳者，胃脘之阳也。别于阳者，知病处也，别于阴者，知生死之期。三阳在头，三阴在手，所谓一也。"此处实际上是说足阳明胃经之人迎脉及手太阴肺经之寸口脉。《素问·六节藏象论》曰："人迎一盛病在少阳，二盛病在太阳，三盛病在阳明，四盛已上为格阳。寸口一盛病在厥阴，二盛病在少阴，三盛病在太阴，四盛已上为关阴。人迎与寸口俱盛四倍以上为关

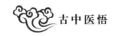

格。关格之脉赢，不能极于天地之精气，则死矣。"事实上，二阳为太阳，并非阳明。这种人迎脉诊法早已失传久矣。《素问·阴阳别论》又说："三阴俱搏，二十日夜半死；二阴俱搏，十三日夕时死；一阴俱搏，十日死；三阳搏且鼓，三日死；三阴三阳俱搏，心腹满，发尽不得隐曲，五日死；二阳俱搏，其病温，死不治，不过十日死。"此处说，人迎脉与寸口脉左右双侧脉之虚实法，此一解；《素问·逆调论》又说："肝一阳也，心二阳也。"此二解矣。消者，《素问·气厥论》："心移寒于肺，肺消。肺消者饮一溲二，死不治……心移热于肺，传为鬲消。"哪里有二阳、阳明、消渴之间的必然联系呢？随渴随饮，饮不解渴，此渴虽甚，但还未到人参白虎汤证之消渴程度，故用五苓散而解之。小便不利者，阳明 6/1 虚热之邪入肾，肾热而膀胱亦热，膀胱之性寒遗热闭，故小便不利。《素问·阴阳别论》又云："二阳之病发心脾，有不得隐曲，女子不月。"二阳者，阳明 6/1 也，太阳也，心脾者，少阴 5/9 也，按照仲景之术，心脾为 5/9 少阴热化，二阳之病，由心脾传来，用气数图表示，即 5/9、6/1，不得隐曲者，小便癃闭不利也，女子不月者，月经不通，经水不调也。《素问·评热病论》："月事不来者，胞脉闭也，胞脉者属心，而络于胞中，今气上迫肺，心气不得下通，故月事不来也。"言外之意，本条专为女子所设，五苓散似可治女子不月？此时只能用五苓散通三焦利水道，生津液，更在妙用肉桂引火归源，导热下行，从小便而出，热去则汗出口渴、小便不利之症悉除。注意：此处五苓散又开始行清热利湿之功，且能治"肾火有余而肾水不足，水不养火，虚火浮游"之虚热，其实此处只是"山寨"五苓散而已，桂枝已变肉桂矣。若仅有汗出，小便不利而不渴者，则知邪尚在少阴 5/9 之中，而未传入阳明 6/1，故仅用茯苓甘草汤以治少阴 5/9 即可，而此汤与桂枝甘草汤、苓桂术甘汤等类方一样，治在少阴 5/9，桂枝甘草二味温通心脾之阳，茯苓健脾燥湿，生姜助胃以生津液，心脾上中二焦之气得通，则津液输泄正常，汗出、小便不利之症自愈。由此可知，茯苓甘草汤也是治水的重要方剂。似是而非！综观诸家对此条的注释，少有深得仲景之旨者，真是百家有百家之伤寒，而非仲景之伤寒，学者抱残守缺，罕通著者之意，道之不传也久矣。此条五苓散之证治，也在阳明 6/1 和即将下传的太阴 7/2 之间，对照气数图，观其传变路线，心中有数就可以明白仲景的临证思路和立方之旨，何曾有"太阳膀胱蓄水"之说？无解。

五、五苓散之证治五见于下

"（太阳）中风 3/8 发热，六七日不解而烦，有表里证，渴欲饮水，水入则吐者，名曰水逆，五苓散主之。"

【辩解】太阳 3/8 中风发热，一般情况下，六日经尽而解，今六七日仍不解而烦，知邪仍在太阳 3/8 表和太阴 2/7 里之间，按照仲景之术，传经是按照三阴三阳逐日逐年而传，必然之理，无可传可不传之说，那么，若是太阳 3/8，逆传六七日，则为 3/8、2/7、1/6、9/5、8/4、7/3（第六日）、6/2（第七日），而 7/3 是厥阴，6/2 是阳明，何来"知邪仍在太阳 3/8 表和太阴 2/7 里之间"？即"有表里证"，因为太阴 2/7 有热，故渴欲饮水，但水入则吐者，是因胃中原有湿邪，湿邪下移肾，想当然。入阳明 1/6 之中，与阳明 1/6 之虚热相合，肾合膀胱，肾热而膀胱亦热，膀胱之性是寒遗热闭，膀胱热则小便闭结，关门不开，《黄帝内经》云"胃为肾之关"，下关不开，则上关不能受，胃气上逆，故虽渴欲饮水，但饮水则吐，不受纳而外出，仲景称之为水逆，此时宜用泄净腑之法，用五苓散温肾利水，此处又说温肾利水，上条又可清利湿热，似有双相调节之功用不成？通利小便，导邪下行，使胃中湿热之邪，从水道而出，五苓散温肾利水，可使胃中湿热之邪从水道而出？则上下得通而病愈。傅青主先生所论极是，五苓散之功，正合肺、脾、肾三脏而治之，温养三焦，通调水道，可使胃中湿热之邪从水道而出，故其效若神。神经？此条五苓散之证治，也在太阴 2/7 和阳明 1/6 之间，何曾有"太阳膀胱蓄水"之说？无解。

总结如下：

（1）1/6 为阳明，7/3 为厥阴，3/8 为太阳，5/1 为少阴，与素、难、九宫、太乙皆不符，理无出处，又无说明。

（2）广泛联系，旁征博引，似有生搬硬套之嫌。

（3）此术若当真古传，请贴出古书之序言即可，有照片为证更好。

（4）其实，三阴三阳与九宫配属之术，古亦有之。

（5）三阴三阳与九宫配属之术，实属《扁鹊外经》之内容，仲景是扁鹊学派之嫡传。

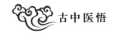

中医行医的招牌——葫芦

古时候的游方郎中无论走到哪里，身上都要背着个葫芦，把葫芦作为行医的招牌。为什么行医要背葫芦呢？这还有个来历。

据《太平广记》记载，河南汝南有个当市掾的人叫费长房，忽然看见壶公从远方来到街上卖药，壶公是一位道教真人，可人们都不认识壶公，他卖药不许还价，他的药服后不管什么病都能治好。壶公把药卖出之后，总要嘱咐买药的人，说服了药之后会吐出什么东西，哪一天病会好，他说的话每一次都很应验。他每天卖药都能挣好几万钱，然后就把钱施舍给街上那些饥寒贫穷的人，只留下三五十个钱。他经常把一个空壶挂在屋顶上，太阳落山之后，他就跳进壶里。这事谁也没发现，只有费长房在楼上看见了，他知壶公不是凡人。费长房就天天清扫壶公的屋子，供给壶公吃的东西，壶公也不推辞。日子长了费长房仍坚持不懈地照常扫地供食，也不敢对壶公有所请求。

壶公看出来费长房心地很虔诚，有一次就对他说："到晚上没人的时候你到我这儿来吧。"费长房晚上来到壶公屋里，壶公对他说："你看我跳进壶里时，你也和我一样跳。"费长房照他的话一跳，果然不知不觉地已在壶中了。进去后并不觉得在壶中，只见楼观重重叠叠，阁道横空，宛若飞虹，费长房发现自己进入了一个神仙的世界。后来壶公给费长房一卷封着的符说："你有了这符就能驱使鬼神，长期当天神的使者，还可以治病消灾。"从此费长房为纪念壶公，便悬壶行医，成为当时的一代名医。所以中医除了有岐黄、青囊、杏林这三个名字外，还有第四个名字叫"悬壶"。

悬壶的"壶"不是酒壶，而是葫芦的一个名字。古代典籍中，对葫芦的称呼是不一样的，仅在《诗经》中就有四种叫法，《邶风》云："匏有苦叶，济有涉深。"《卫风》云："齿如瓠犀。"《幽风》云："七月食瓜，八月断壶。"《小雅》云："南有木，甘瓠累之。"《诗经》中所说的"匏""瓠""壶""甘瓠"，都是指葫芦，只是品种不同而已。因此，悬壶实际上是悬葫芦，以后人们就把医生腰间挂的和诊所前悬的葫芦，看成了中医的标志。

《黄帝内经》

　　《黄帝内经》的医理非常有系统。上古时代，中国的医药就已经开始了很系统性的整理。《黄帝内经》算是最早系统性将中医理出头绪的文字记载书籍。这个书籍分成两大部分，即《素问》和《灵枢》。举凡望气色之诊、切脉之诊、天气阴阳变化、草木的性味等，在《黄帝内经》中都详尽理出了一定的方向和大纲。

　　《路史》记载，在那很久远、很久远的时代，神农曾经命僦贷季整理色脉的系统。《素问》有云，僦贷季能通神明，懂得将五行、四时、八风、六合掺和对照，发现了它们互相之间变化的微妙，也掌握了它们的原理。最后指出，要知道它的原理，"色""脉"二者是很关键的。为什么呢？因为"色*以应日，脉以应月，常求其要，则其要也。夫色之变化，以应四时之脉*"。《素问》称岐伯为天师，岐伯跟随师父僦贷季学习，并且整理"色""脉"的理，在这个基础上，又和黄帝借着问答，把色脉相关的理路写在《素问》的脉理之中。

　　《针经》又叫《灵枢》，这部经典将扎针的纲纪和详细的扎针理路完整记述，是黄帝和岐伯所著。《灵枢》中有一段对话，大意是：黄帝问岐伯，我这个朝廷养百姓，向百姓收租税，但是我担忧他们，有时会生活供给不足，有时难免有疾病侵扰。于是，二人借对话将针灸的纲纪制订完整，吾人可在这么久远之后，还能遵照着以之救人于病苦。

　　植物当作药物使用，也有一定的理路。《帝王世纪》记载，黄帝命令岐伯"尝味草木"，主持并整理医病经方，于是写作《本草》。在《素问》中，比较完整地阐述了有关疾病和草药性味之间的相互关系。

　　疾病的流行和天气的不正常变化有关，在《黄帝内经》中，可以看到人感染疾病与天气之间的机制和相关关系。《通志·三皇纪》记载，黄帝体察

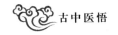

天气型态和五行生克、阴阳变化之间的相互关系，了解"五运六气"的道理，与岐伯一问一答，讨论这种"五运六气"之理。实际上，这正是佚传的《黄帝外经》部分内容，只是在历代流传中，后人一味厚古薄今，尤其是王冰以后，更没有人知其本来面目了。

《黄帝内经》的主要内容，有分明的几个层次。

修炼的层次：人们只要肯吃苦，愿意做个修炼的人，也必然可以修炼到很好、很高的境界。黄帝是一位聪明而有智慧的人，通过修炼成功而登仙境。《黄帝内经》对于黄帝修成登天的事迹，仅有一笔带过。《素问·上古天真论》曰："昔在黄帝，生而神灵，弱而能言，幼而徇齐，长而敦敏，成而登天。"《黄帝内经》中也有这样的叙述，认为人如果通过修炼，可有不同的修为层次，修炼得较好的人还可分成真人、至人、圣人、贤人。

道德的层次：要求人修炼是可遇而不可求的。明知修炼了，可以免除病苦，但也不是每个人都愿意修炼的。明明知道真的有真人、至人等通过严格道德考验的修炼人，也不一定相信自己能修，修了也不相信自己一定能成功。退而求其次，《黄帝内经》认为，人如果能维持一定的道德水准，也可以免于病苦。可是，"上古之人、中古之人、当今之世"的道德水准还是有差距的，所以治病效果也不同。总希望人可以让自己的起居、饮食都达到一个平衡的、不偏不倚的生活模式，于是看《素问·汤液醪醴论》对人们的要求就是，不喝酒、减少欲望、按天地的运行周期而起居："今时之人不然也，以酒为浆，以妄为常，醉以入房，以欲竭其精，以耗散其真，不知持满，不时御神，务快其心，逆于生乐，起居无节，故半百而衰也。"

健身保养的层次：对于道德的要求，也许有人认为不切实际，让医生看病，还要听医生的教训，要求道德水准提高，有点窒碍难行，于是，更等而下之，要求人的这个肉体少生点病，也算是好的。于是，告诉人们避免受风寒，《素问·上古天真论》曰："上古圣人之教下也，皆谓之，虚邪贼风，避之有时。"如果可以按照圣人的指示，避免遭受六气、八风的侵袭，又减少自己的各种欲望，精气神能够保有得很好，且守于内，怎会生病呢？可是，要人减低欲望很难，所以退而求其次，只要避免遭受风寒等，也可以减少一些疾病的发生。

　　治病的层次：假如人们尚未有意愿修炼，道德水准尚未能向上提升，连避免遭受风寒都难以做到，那么，生病就难免了，只好请求医生看诊治病。《素问·上古天真论》说，很难要求人们不喝酒、减少一点欲望、按天地的运行周期而起居，于是人们就早早地衰老了。当然，人们早早衰老了，又容易得病，只好看医生，让医生给诊治了。也许，修炼等部分，的确难以完全做到，人生了病，还是需要照顾的，因此，整部《黄帝内经》谈论与治病相关的部分特别多，比其他部分都多。

　　《黄帝内经》中，巨细靡遗的，从经络的走向、生病的原理、治病使用的方法（如针灸、导引按跷、砭石疗法），直到使用的药物性味与治病的关系等，都有很详尽的说明。药物几乎都有毒性，当用于治病时有一定的原则，例如"大毒治病十去其六，常毒治病十去其七，小毒治病十去其八，无毒治病十去其九"。

　　至于为人治病的医生，又有治未病和治已病的上工、中工之分。明知病的进程，能预防生病于机先的医生就是好医生，称为上工；不能的，只能看到生病这个实质问题的医生，就叫作中工。

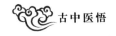

《难经》

史前中医重要的理论书籍有《黄帝内经》《黄帝外经》《扁鹊内经》《扁鹊外经》《白氏内经》《白氏外经》。对于《难经》，学院派多认为《难经》是根据《黄帝内经》的范围写的，却没有使用《黄帝内经》的语言。其实不是的，《黄帝内经》《黄帝外经》是黄帝学派的古中医经典，而《难经》是扁鹊学派的古中医经典，它源自《扁鹊内经》《扁鹊外经》，二者在一些基本理论与中医技术方面是完全不同的体系。黄帝学派古籍偏重于理论，而扁鹊学派古籍偏重于临床，实际上二者都有自己成熟的学术与实践体系。大名鼎鼎的张仲景所写的《伤寒杂病论》就是扁鹊学派的代表著作。

《难经》一书，有八十一篇答问，叫作八十一难，是对《扁鹊内经》与《扁鹊外经》的解答。这些问答包括有关把脉的学问、经络的学说、解剖的学问、五脏疾病、运气的问题，以及针灸治疗法则等几大部分。《难经》是秦越人撰写，大部分学中医的人都读过这部书。秦越人就是古时相传的神医——扁鹊。

《史记》中记载了一个非常著名的故事，说扁鹊给齐桓侯看病。扁鹊见到齐桓侯，说："你有病，五天后将有一些症状产生，之后五天又有一些症状产生……"而齐桓侯就是不信，五天之后，扁鹊再看到齐桓侯，真的已经如扁鹊所云，再过五天之后病情更甚。齐桓侯仍不信，后来真的如扁鹊所说，齐桓侯因病情过重而死。

黄帝学派的"把脉"技巧，讲究"三部九候"，要分别为头面、手、脚等所谓的"上、中、下"三部切脉。头面叫"上部"，手叫"中部"，脚叫"下部"，而上、中、下三部又各有"天、地、人"三候。上部天用以候头角之气，上部地用以候口齿之气，而上部人以候耳目之气。中部、下部也各有天、地、人，各有其能感受到的气，包括正气和病气，这样三三得九而有"三部九候"。《黄帝内经》的切脉方法挺麻烦的，要花许多时间与精神。扁鹊在《难经》一书中，把切脉技术简单化了，只要用"**手太阴肺经**"，也就是桡动脉上的"**寸、关、尺**"三部，就可以知道人的疾病所在了。而在寸、关、尺三部就各有浮、中、沉取脉法，所以在手上也有"**三部九候**"可以参照。因此可以说，扁鹊是将"**切脉**"的方法简化后实用执行的第一人。

除了切脉的知识以外，扁鹊还提出，人的身体可以划分"**十二经络**""**奇经八脉**"。十二经络包括肝经、心经、脾经、肺经、肾经、心包经、胆经、小肠经、大肠经、胃经、膀胱经、三焦经。这些经络的长度、气的流行都有一定的循行模式。奇经八脉包括督脉、任脉、冲脉、带脉、阳跷脉、阴跷脉、阳维脉、阴维脉。《难经》也有详细论述"**奇经八脉**"存在的原因，并且还有其循行与走向的详细叙述。

《难经》说，奇经八脉各有一个会穴，例如督脉会于"**后溪**"、阴维会于"**内关**"……另外，《难经》还有"**脏会章门、腑会中脘、血会膈俞、气会膻中、筋会阳陵泉、骨会大杼、髓会绝骨、脉会太渊**"，叫作"**八会穴**"。奇经八脉的会穴，在指导后世医生治疗疾病方面，具有很好的参考作用。

《难经》载有高明的针灸法则，即十二经络都有五个穴道，叫作"**五输穴**"，这五个穴道分别叫作"**井、荥、输、经、合**"，可以用五行"**木、火、土、金、水**"叙述它们。因为这些穴道有五行的属性，它们之间有生克的关系，利用这个生克的关系，就能很好地治疗疾病。

《难经》在解剖学术上非常有建树，书中详细描述了各种脏腑的解剖结构。肝、心、脾、肺、肾、胆、小肠、大肠、胃、膀胱等，它们的大小、重量都谈到了，而且讲得很详尽。例如，小肠的大小、长度、容积如下：小肠大二寸半，径八分，分之少半，长三丈二尺，受谷二斗四升，水六升三合，合之大半。甚至小肠下段的回肠也有丈量：回肠大四寸，径一寸半，长二丈一尺，受谷一斗，水七升半。又如，五脏中的肝有七叶，重二斤四两；心脏之中有七个孔，三个瓣膜，连重量也有叙述，如心重十二两，中有七孔三毛，盛精汁三合，主藏神。虽然和现代解剖所知的不尽相同，但也是具有很好的参考价值的，《黄帝内经》里都不曾有。

《难经》中说，人体消化系统的管状内脏有七个类似"**门户**"的解剖构造，叫作"**七冲门**"。它们分别是：唇为"**飞门**"，齿为"**户门**"，会厌为

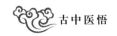

"吸门",胃之上口为"贲门",胃的下口叫作"幽门",大肠与小肠的接口叫作"阑门",谷道的最下方叫作"魄门",现在叫"肛门"。书中清楚地交代这几个解剖结构,用现在的解剖学看,这几个地方都是管状器官的交会处,这些交会处有括约肌,它们的肌肉平时是缩紧的,可以把两个部位分清,例如"吸门"就是会厌跟食道之间的交会处;"贲门"就把食道和胃分开,能让食物进来后被括约肌扣住,使食物只能进入胃而不逆流回食道;"幽门"是胃跟十二指肠之间的分界点,使得胃里的食物只进到十二指肠,不逆返回到胃。扁鹊在没有使用手术刀的情况下,为何知道得那么翔实?令人赞佩,也令人想了解其中的原因。

《史记》中记载扁鹊拜师的故事,也许可以得出答案:秦越人年轻时,在客舍里非常周到地伺候一位老先生——长桑君。观察数十年后,长桑君看扁鹊是个人才,并且道德标准相当的好,就把医学最精华的部分传给了他,长桑君还让他服了一个药方,扁鹊可以透视人身的五脏六腑与病的症结所在。

另外,《难经》也讲到疾病的种类、疾病的病理等。例如书中讲"伤寒"病有五种;"泄泻"病有五种;病理上,"癫属阴,狂属阳";"心痛"有九种;现今所说的肿瘤相当于《难经》所云"积聚",分成五种,肝之积"肥气"、心之积"伏梁"、脾之积"痞气"、肺之积"息贲"、肾之积"贲豚"。

《难经》还有很多其他的医理,例如:"人为什么头能耐寒""为什么老年人容易打瞌睡却睡不好,而年轻人较少瞌睡反能睡得好"等问题,留待有兴趣的读者去发掘。

《伤寒杂病论》

    《伤寒杂病论》实际上是张仲景按照扁鹊学派及《汤液经法》里面的方剂配伍原则及诊断技术而总结出来的一本临床经验集。这本书包括伤寒、温病和杂病。以病为纲，以候为目，首先确定是六经病中的哪一经病，然后再确定是这一经病的哪一经候，这样就存在六经病及两经并病或三经并病，然后选择相应的方剂就可以治疗了。

    关于仲景医方，前人曾有"群方之祖"说，然细考史籍，实非如此，《伤寒论》勤求博采之书主要为《汤液经法》。《汉书·艺文志·汤液经法》三十二卷，佚。梁·陶弘景（456—536年）撰《辅行诀脏腑用药法要》云："商有圣相伊尹撰《汤液经法》三十二卷，为方360首……实万代医家之轨范，苍生护命之大宝。今检录常情需用者60首备山中预防灾疾之用耳。"又云："外感天行，经方之治有二旦、六神、大小等汤（大、小阳旦汤各一，大、小阴旦汤各一，大、小青龙汤各一，大、小白虎汤各一，大、小朱鸟汤各一，大、小玄武汤各一，大、小勾陈汤各一，大、小腾蛇汤各一，共16方），其书前尚绘有三皇、四神及二十八星宿之图。昔南阳张机依此诸方撰为《伤寒论》一部，疗治明悉，后学咸尊奉之。山林僻居，仓促难防，外感之疾，日数传遍，生死往往在三五日间，岂可疏忽？若能探明此数方者，则庶几无蹈险之虞也，今亦录而识之。"又云："汉晋以还，诸名医辈：张机、卫汛、华元化、吴普、皇甫玄晏、支法师、葛稚川、范将军等，皆当代名贤，咸师式此《汤液经法》，愍救疾苦，造福含灵。其间增减，虽各擅其异，或致新效，似乱旧经，而其旨趣，仍方圆之于规矩也。"书中有阴阳补泻示意图，陶云：此图乃《汤液经法》尽要之妙。学者能谙于此，医道毕矣。陶云："阳旦者，升阳之方，以黄芪为主；阴旦者，扶阴之方，以柴胡为主；青龙者，宣发之方，以麻黄为主；白虎者，收重之方，以石膏为主；朱鸟者，清滋之方，以鸡子黄为主；玄武者，温渗之方，以附子为主；勾陈者，补寒之方，以人参为主；腾蛇者，泻通之方，以大黄为主。此八方者，八正之正精，升降阴阳，交互金木，既济水火，乃神明之剂也。张机撰《伤寒论》，

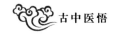

避道家之称，故其方皆非正名，但以某药名之，亦推主为识之义耳。"从陶氏所云，已将仲景《伤寒论》方与《汤液经法》方，言为源流关系。

以下诸方为《伤寒论》引自《汤液经法》者：小阳旦汤，即桂枝汤，《伤寒论》太阳篇第30条亦称阳旦汤。小阴旦汤，即黄芩汤，唯无生姜一味。大阳旦汤，与黄芪五物汤近似。唯多人参、甘草、饴糖。大阴旦汤，即小柴胡汤，唯多芍药。小青龙汤，即麻黄汤。大青龙汤，即小青龙汤。小白虎汤，即白虎汤。大白虎汤即竹叶石膏汤方，将生姜换为人参。小朱鸟汤，即黄连阿胶汤。大朱鸟汤，即黄连阿胶汤加人参、干姜。小玄武汤，即真武汤，干姜为生姜。大玄武汤，即真武汤与理中丸合方。小勾陈汤，即甘草干姜汤加人参、大枣。大勾陈汤，即半夏泻心汤，生姜作干姜。小腾蛇汤即大承气汤。大腾蛇汤，即大承气汤加葶苈、生姜。上述 16 方，皆见于《汤液经法》而为《伤寒论》收录。这就确切证明《伤寒论》系依《汤液经法》撰著而成。

《汤液经法》《伤寒杂病论》与五运六气的关系也是十分密切的，这部分论述详见《伤寒之秘》。

大德孙思邈

　　孙思邈，京兆东原（今陕西耀州区孙家塬）人，是我国乃至世界史上著名的医学家和药物学家。自幼聪颖好学，七岁读书，日诵千余言；及长，通晓诸子百家之说，尤善谈老子、庄子并兼好佛家经典，被人称为"圣童"。他看到百姓非常贫苦，很多人因缺医少药得不到及时救治而死去，于是立志学医，扶危济急，救助百姓。他在太白山潜心修道，精研医术，在深山老林中了解到许多中草药的特性，积累了许多药方，撰写了《备急千金要方》行传于世，被后人尊称为"药王""真人"。

　　后周宣帝、静帝请他出仕，后来隋文帝请他做国子博士，他都推辞不受。他常常对亲近的人说："再过五十年，当有圣人出现，那时候我才能帮他救济世人。"到唐太宗即位，下诏延请孙思邈，太宗见他仙风道骨，容颜甚少，感叹道："所以说，有道之人真是令人尊敬呀！像羡门、广成子这样的神仙原来世上竟是有的，怎么会是虚言呢？"要授他爵位，他坚决推辞不受，只愿修身养性，济助苍生。唐高宗请他做谏议大夫，也未被允。他隐于山林，亲自采制草药，为百姓治病不取分文，救助人不计其数。当时的名士宋之问、孟诜、卢照邻等都以待师长的礼数来尊敬他。

　　卢照邻曾向他学习修身之道、天文、医术等，是当时著名的"仙宗十友"之一。他向孙思邈请教："名医治病，它的道理如何呢？"孙思邈回答说："善于顺应天道规律的人，必然可以参政于人事；善于对人身了解透彻的人，也必须要以天的道理为依据。天候有四季，有五行，相互更替，犹似轮转。天道之气和顺而为雨；愤怒起来便化为风；凝结而成霜雾；张扬就是虹霓。人也相对应于四肢五脏，昼行夜寝，呼吸精气，吐故纳新。这就是人身的自然规律。阴阳之道，天人相应，天人相通，人身的阴阳与自然界并没什么差别。人身的阴阳失去常度时，身体表面会出现各种不正常的状态，根本原因却在形体内。天地也是如此，星辰偏离轨道飞行，日月的运行出现错乱，寒暑异常，江河干涸，都是因为偏离天道的规律。良医治病，用药疏

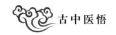

导，用针剂拯救；圣人济世，用道德调和，用政事辅助，使一切归于天理正道。所以，人身可以调节，天地有可以消除的灾。上医医未病之病，中医医欲病之病，下医医已病之病。"他指出："良医要以济世救人为怀，不求功名利禄；行事果断，且用心要细；心智要圆活，行为要方正；不为利回，不为义疚。"

孙思邈把医德规范放在从医的首位，指出学医的动机要纯正，必须具备"人命至重"和"志存救济"的高尚医德。提出"大医精诚"："凡大医治病，必当安神定志，无欲无求，先发大慈恻隐之心，誓愿普救含灵之苦。不得问其贵贱贫富，长幼妍媸，怨亲善友，华夷愚智，普同一等，皆如至亲之想。"他还写道："人命至重，有贵千金。一方济之，德逾于此。"因此把自己的著作均冠以"千金"二字。他本人也是以德修身，以身作则，将常见的疾病药方刻在石碑上，立在住所路旁，让人照方治疗，不取分文。

孙思邈善参天地与人质的同一性，提出做人要以修身、养德为第一要旨。他的学生向他请教修身养性之要，他回答说："天有盈虚，人有屯危，不自慎，不能济也。故养性必先知自慎也。慎以畏为本，故士无畏则简仁义，农无畏则堕稼穑，工无畏则慢规矩，商无畏则货不殖，子无畏则忘孝，父无畏则废慈，臣无畏则勋不立，君无畏则乱不治。是以太上畏道、畏天，其次畏物，其次畏人，其次畏身。"孙思邈认为做人要恪守天道，修德积善，广积善德，心地善良，福泽自然长久，必然身心健康、长寿。性既为善，内外百病皆不生。如果心性不善，即使吃灵丹妙药，也不得长寿；如果违背天理行事，什么药也无济于事。所以，做人最重要的是修德。

唐代魏征等人受命编修齐、梁、周、隋等五代史，恐有遗漏，多次向孙思邈请教。他用口传授，就像亲眼所见一样，人们都感到很奇异。东台侍郎孙处约，曾经带着五个儿子孙侹、孙儆、孙俊、孙侑、孙佺去拜见孙思邈。孙思邈说："孙俊应当首先显贵；孙侑应当显达得较晚；孙侹地位最高，灾祸出在执掌兵权上。"后来都像他说的一样应验了。太子詹事卢齐卿，小时候向孙思邈请教人伦的事情，孙思邈说："五十年后，你的官职可达一方诸侯之长，我的孙子会成为你的部下，你应当自律自重才是。"卢齐卿后来做了徐州刺史，孙思邈的孙子孙溥，果然是徐州萧县的县令。他当初对卢齐卿说这话的时候，孙溥尚未出生，而他已预先知道了孙溥的事情。孙思邈通晓古今，一生好道修道，善于推算天文历法，很多事先知先觉，在他身上发生了

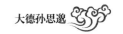

许多神奇的事情。

　　唐太宗赞孙思邈"凿开径路，名魁大医；羽翼三圣，调合四时；降龙伏虎，拯衰救危；巍巍堂堂，百代之师"，他的修炼故事和善行一直流传至今。其实无论在任何时候、任何环境中，遵循天理，坚守道德，都是人们应时时记取的。

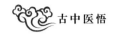

古中医之外科

在魏晋南北朝时期，临床外科取得了辉煌的成就。如三国时期名医华佗在酒服麻沸散的麻醉下进行肠吻合术，晋代唇裂修补术已达到相当精巧的水平（《晋书·魏咏之传》），外科医生可开肉锯骨做截肢手术（吕思勉《两晋南北朝史》）。在骨科方面，葛洪创立了以夹板固定治疗骨折的方法（引自《世医得效方》），《肘后方》记载了以手法整复治疗颞下颌关节脱位，《小品方》还论述了切开复位法等，史籍记载这个时代的医家多擅长外科手术，第一部系统的外科专著《刘涓子鬼遗方》也在此期问世。此书为晋末刘涓子著，因托名"黄父鬼"所遗，故名"鬼遗方"。后经南北朝时齐人龚庆宣整理编次，于499年成书，书中介绍消毒方法，重视手术技巧，叙述脓肿切开、针烙引流等术式，内治、外治结合，为后世外科"消、托、补"三大法则的确立奠定了基础。与此同时，眼科和耳鼻喉科等都日益完备，向技术化和专科发展。《晋书·景帝纪》载："初帝目有瘤疾，使医割之。"但因遭敌方进袭，"惊而目出"，手术失败。《梁书·鄱阳王恢传》和《北史·张元传》都记载金针拨白内障的手术。《隋书·经籍志》记载，梁有《陶氏疗目方》5卷，甘濬之有《疗耳眼方》14卷及《痈疽耳眼本草要钞》9卷等，其中《陶氏疗目方》是首部眼科专著。从皇甫谧《针灸甲乙经》记述耳鼻喉疾病的针灸疗法，到葛洪《肘后备急方》记载的耳、食道、气道异物治疗等，均表明人们当时对耳鼻喉科疾病已有了深入的认识。据《隋书·经籍志》所载，南朝医学分科有小儿科、产科、妇女科、痈疽科、耳眼科、伤科、疟疾、痨病、癫病、软脚病、饮食法、养生术、男女交接术、人身图、兽医科（马牛驼骡）、印度医方等科，足以说明魏晋南北朝时期的医学分科已发展得相当成熟。

古中医之麻药

中医有麻醉的方法。《列子·汤问》记载，扁鹊以"毒酒"给病人喝下，病人被麻醉后，醉死三天，动了两人互换心脏的手术。但是，可考有药方名而无药物的麻醉药，是早在东汉华佗（112—207）时期，他曾使用"麻沸散"使病人醉无所觉，替人麻醉之后做腹部外科手术。最妙的是，那时还懂得缝合术、愈疮术等，手术后一个月可以平复。

《后汉书·华佗传》记载："若疾发结于内，针药所不能及者，乃令先以酒服麻沸散，即醉无所觉，因刳破腹背，抽割积聚。若在肠胃，则断湔洗，除去疾秽；既而缝合，敷以神膏，四五日创愈，一月之间皆平复。"华佗的这种麻醉法已经属于全身性麻醉的方式，麻沸散对后世中医外科、伤科、骨科都有很大的影响。

华佗使用麻醉药辅助做手术，比起 19 世纪英国化学家大卫（H.Davy）发现笑气、1844 年威尔斯（H.Wells）用笑气作麻醉药进行拔牙、1846 年摩顿（W. T. G.Morton）采用乙醚麻醉做手术、1847 年英国辛普森（J.Y.Simpson）用氯仿作麻醉剂治病早了 1600 多年。

不但如此，中医的麻醉还可以很容易地控制，如果手术结束，可以使用甘草汤或盐汤解掉麻醉剂的麻醉效用。

元代危亦林《世医得效方》，主张骨折脱臼进行复位之前应行麻醉，然后施术，他使用"草乌散"作为麻醉药，以酒调服，待病人昏睡施行骨科的整复或手术，术后令病人服盐汤或盐水即可苏醒。

后世的《伤科大成》也有麻药的制作与应用，要施术时用"陈酒下，任刀割拿捏，不知痛苦"；如果施术完毕，要解它的麻醉毒性，"服甘草汤立苏"。还有整骨麻药，亦用"烧酒和敷，任刀割接骨，不知痛苦"。

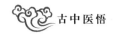

古中医之手术

扁鹊的针灸以及各种医术都非常好,可当见到虢太子病死之时,中庶子说上古时候有更好的医生,不需要用药,只要用针灸导引与按摩等,即可治好。如果需要动手术,也能用针灸麻醉后,再把皮肉割开,把内脏肠胃洗一洗,就可以缝合后改善病情。

《史记·扁鹊仓公列传》记载,虢太子死,扁鹊至虢宫门下,问中庶子喜方者……中庶子曰:"臣闻上古之时,医有俞跗,治病不以汤液醪醴,镵石挢引,案扤毒熨,一拨见病之应,因五脏之输,乃割皮解肌,诀脉结筋,搦髓脑,揲荒爪幕,湔浣肠胃,漱涤五脏,练精易形……"

《列子·汤问》记载,扁鹊的高超医术,令两位被治好了的病人愿意互换心脏,原因是二人一位志强气弱,一位志弱气强,让两位病人饮"毒酒",迷死三日后,"剖胸探心",换好后投以神药,伤口便愈合了,解决了手术问题。原文:"扁鹊遂饮二人毒酒,迷死三日,剖胸探心,易而置之,投以神药,既悟如初,二人辞归。"

《后汉书·华佗传》记载,疾病如果发于内,而针药难以治疗时,使用手术方法,如"刳破腹背,抽割积聚","肠胃,则断湔洗,除去疾秽"等。不仅如此,还能做缝合手术,敷上药膏后,伤口能在几天内愈合,而且很快痊愈,"既而缝合,敷以神膏,四五日创愈,一月之间皆平复"。

缀耳鼻法:古时的中医看到病人的耳、鼻因受伤而落下,都可以接续。《正骨心法》记载:"用人发入阳城罐,以盐泥固济,煅过为末,乘急以所伤耳鼻,蘸药安缀故处,以软绢缚定效。"

接骨法:曾有医案云,人因为摔跌而断了腿骨,医生用铜末拌酒一起服用之后,就接续好了。等病人死后十余年再迁葬时,发现被接好的腿骨有铜末附在周围。伤科治疗法中有许多使用铜接骨的处方。这种检视治病后的效果性实验，许多医案的书中都有记载。《朝野佥载》记载："定州人崔务坠马折足，医令取铜末，和酒服之，遂瘥平。乃亡后十余年，改葬，视其胫骨折处，铜末束之。"

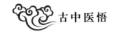

得知药物作用的超能力

古人用药非常神奇，药物效能的发展，充满了传奇。先民们靠着很多的方法，找寻有疗效的药物与药方。自神农始，就有尝百药的传说，后来也有许多医生继续丰富了药物药方的发展，下面是选自《太平广记》中的几个传说：

一、张文仲治疗"应声病"

洛州有位读书人，生了一种病，每次说话，喉咙中就回应一声，称为"应声病"。这位读书人找了一位叫张文仲的医生。

张文仲医师经过一夜考虑，想出一个办法，取本草书让患"应声病"的人读。他所读的药物名字，喉咙中都有应答之声。但读到有些药名时就没有应声了，也许就是那个应声病害怕所致。

张文仲把那些药味抄录下来，配制成药丸，让患者服用，当时就止住了应声病。

二、郝公景特制"杀鬼丸"

郝公景在泰山采了药材，经过市集时遇到一个人，他有能力看见鬼，发现群鬼看见郝公景便全都逃避离去，觉得很奇怪。

这人就向郝公景讨要所采集的草药，制成药丸，叫作"杀鬼丸"。患了鬼祟邪病的人，服用了"杀鬼丸"之后就痊愈了。

三、铜末可以治疗骨折

定州地方有个人叫崔务，骑马时坠落下来，摔断了脚。医生让人取来铜末，用酒调和后给他服用，折断了的脚就好了。

崔务死后十多年，根据民俗，要迁坟另葬时，发现他的腿胫骨折损之处，有铜末围束着。

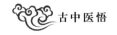

中医之随处是药

　　许多中医同道认为，用中医治病，不需要知道太多的理论，只需掌握基本的中医常识，然后知道草药怎么用即可，其实这只是中医的经验用法。

　　一女患者，48岁，崩漏两月有余，痛苦万分，生活极其不便，夏天本来穿得就少，又碰上这种妇科病，不便之处就可想而知了，在西医院看了两个月，花去1万多元，无济于事。托人找到我的时候，只与病人简单谈几句就基本掌握大概病情了，定性定量定位都是几句话之间的事，我只问什么病，问温热寒凉、睡眠等即可。然而，这却需要全面掌握丰富的中医基本理论，包括年月日时的运气时空变换、地理高下、人情子午等。由于手边没有任何工具，随手拿起一支香火，告诉病人如何去用，只消一个晚上，第二天患者来电告诉我，痊愈了，就这么神速，随手是药，不用挂号、汤药、影像检查、抽血化验、找人住院、号脉、看舌苔、腹诊、望闻问切等，看病前后过程大约1分钟。

　　一支香多说1元钱，1元钱=1万元？！这里其实不是简单的数字游戏，而是中医理论技术含量的价值所在。

　　所以说，中医治病固然重要，掌握理论更重要。其实，我只是用香火做了一下灸而已，玄吗？但却不是人们常说的隐白，而是另一处治疗女科病神效的穴位。当然也不是什么奇穴，更不是阿是穴，就是正经上的365大穴之一。

　　关于精神分裂症的治疗，笔者有一经验之谈，效果神速。不用吃礞石滚痰丸、生铁落饮、温胆汤、承气汤之类的，也不用吃氯氮平、奥氮平、拉莫三嗪之类的西药，一根银针，几下手法，关键还是在于找准邪气的老巢。如同治疗带状疱疹要找准它的老巢蜘蛛穴、治疗麦粒肿要找准它的老巢狐灵穴一样，其实万病万邪都有巢穴，治病治本，治病治神，这才是古中医的精髓所在。

这里的蜘蛛穴、狐灵穴之类的不是什么巫婆神汉的巫术，其实就是中医的东西，当年扁鹊、孙思邈治疗精神病有一套治神针法，叫作"鬼门十三针"，治疗精神病神效，可惜现在的人不会用，不敢用了。我治疗精神病不用鬼门十三针，只用一个鬼穴，这个鬼穴位置不定，在精神病患者的身上是移动的，这就是精神病邪气的老巢，治病治本，更治邪，所以针对鬼穴治疗，疗效是可以的。

扁鹊曰："百邪所病者，针有十三穴也，凡针之体，先从鬼宫起，次针鬼信、鬼垒……不可错过也。"现将十三鬼穴及针法明示于下：

1. 鬼宫人中穴也。手法：男子左边进针，右边出针；女子右边进针，左边出针，必须横穿才可。

2. 鬼信少商穴也。手法：入肉三分。

3. 鬼垒隐白穴也。手法：入肉二分。

4. 鬼心大陵穴也。手法：避开动脉，入肉半寸。

5. 鬼路申脉穴也。手法：入肉半寸，火针七锃锃七下。

6. 鬼枕风府穴也。手法：患者头微前倾，向下颌方向刺入半寸，火针七锃锃三下。

7. 鬼床颊车穴也。手法：入肉半寸，火针七锃锃三下。

8. 鬼市承浆穴也。手法：男子左边进针，右边出针；女子右边进针，左边出针，必须横穿才可。

9. 鬼窟劳宫穴也。手法：入肉二分，火针七锃锃七下。

10. 鬼堂上星穴也。手法：入肉一分，火针七锃锃七下。

11. 鬼藏阴下缝也。一云女子玉门头，即阴蒂头也；一云男子阴茎，龟头端，即尿道口也。手法：灸七壮，禁针。

12. 鬼臣曲池穴也。手法：入肉一寸，火针七锃锃三下。

13. 鬼封金津玉液之中点也。手法：刺贯出舌上，用一板横口，吻按针头，令舌不能动。

以上十三鬼穴，是双穴的必须针双穴，孤穴单针，若依掌诀捻目治之，效果更佳。黄帝掌诀乃是术秘，要缚鬼禁劫，五狱四渎，山精鬼魅，并悉禁之，不可不知也。针到四五穴，若是邪蛊之精，鱼蛇之怪，便自言说，论其由来，经验有实，立得精灵而求去，不必尽针其穴。若不应，可用两根木筷子挟住患者中指，逐渐用力，掌握适度，亦可言说其由来而求去，去则用汤药，或饮食调理而安康。

谈"移精变气"

张仲景说:"观今之医,不念思求经旨,以演其所知,各承家技,终始顺旧,省疾问病,务在口给。相对须臾,便处汤药,按寸不及尺,握手不及足,人迎趺阳,三部不参,动数发息,不满五十,短期未知决诊,九候曾无仿佛,明堂阙庭,尽不见察,所谓窥管而已。夫欲视死别生,实为难矣。"

《灵枢》《素问》中皆说到"移精变气",是说的"上古",当时就是"传说"了。说到"祝由"时,岐伯和黄帝是用医家的方法,解释了祝由愈病的道理。

看《黄帝内经》,是看其藏象之数、藏象之理、藏象之气,上古可以"移精变气",如今也可以"移精变气",因为中医人身的结构还是那个结构,星星还是那个星星,月亮还是那个月亮。祝由是通过咒语沟通天人或低灵,由天人或低灵治病,这是道家法术的一种方式。这里用的是数字方法,与低灵、天人无关,这是物理层次上的应用,不是物候的应用。

《素问·金匮真言论》论藏象之数:

"东方青色,入通于肝,开窍于目,藏精于肝。其病发惊骇,其味酸,其类草木,其畜鸡,其谷麦,其应四时,上为岁星,是以春气在头也。其音角,其数八,是以知病之在筋也,其臭臊。"

"南方赤色,入通于心,开窍于耳,藏于心,故病在五脏。其味苦,其类火,其畜羊,其谷黍,其应四时,上为荧惑星。是以知病之在脉也。其音徵,其数七,其臭焦。"

"中央黄色,入通于脾,开窍于口,藏精于脾,故病在舌本。其味甘,其类土,其畜牛,其谷稷,其应四时,上为镇星。是以知病之在肉也。其音

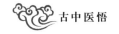

宫，其数五，其臭香。"

"西方白色，入通于肺，开窍于鼻，藏精于肺，故病背。其味辛，其类金，其畜马，其谷稻，其应四时，上为太白星。是以知病之在皮毛也。其音商，其数九，其臭腥。"

"北方黑色，入通于肾，开窍于二阴，藏精于肾，故病在膝。其味咸，其类水，其畜彘，其谷豆，其应四时，上为辰星。是以知病之在骨也。其音羽，其数六，其臭腐。"

这是《素问》关于藏象的河图数论述，其实，藏象还有洛书数、先天卦数、后天卦数，不同的数对应不同的律吕，即现代所谓的声音，其实还有更深层的内涵，不只是声音那么简单和肤浅，一切皆是天地之象、天地之理、天地之数、天地之术。李山玉象数疗法就是先天卦数的移精变气。其实河图数、洛书数、后天卦数，都是可以应用于古中医的。但是这里一定要知晓河图、洛书、先天卦、后天卦的天文机制，然后才可知道如何应用这些数字中医法术。这与祝由完全是两回事。

古中医标识

　　鉴于笔者目前研究古中医已经进入总结、出版阶段，为了与学院派的医学史理论区分，笔者对于春秋战国时期以后，即七国《黄帝内经》以降的中医学术理论作品，尤其是所谓"独树一帜"的中医理论，如脾胃论、滋阴论、降火论、攻下论、温补论、命门论、伤寒论、温病论、火神论等，一律不采用，当然后人引论《黄帝内经》以前古籍者，另当别论。自以为寻到了古中医之根蒂，故有了这个古中医标识的想法，让我们的中医有一个自己的古文明、古文化符号，也有利于古中医文明与文化的研究、实践与推广，同时也区别于现代中医。

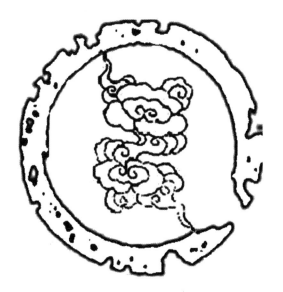

　　1. 外圈一轮残周，有上古红山文化玉龙之意，红山文化与黄帝医经颇有渊源，此其一。其二，残周有上古天文仪器——璇玑玉衡之意，璇玑玉衡是上古观天宝器，古中医是上古天文理论体系指导下的医学理论体系，璇玑玉衡，医之重器。其三，古中医的天文背景是以七衡六间理论为基础的盖天说、浑天说、宣夜说与橐籥说之大成，天圆地方是基本时空结构，故残周象

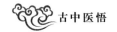

之。其四，先天论，右下西北艮位一缺口，艮者，阻碍也，破缺，扫除古中医发扬障碍；后天论，右下西北乾位有一缺口，乾者，天也，破天，希望世人关注古中医。

2.内部上下两朵祥云，象征阴阳二气，天地二气，司天、司地二气，升降二气。古运气是古中医的理论内核，是古中医的精髓根本，即象征古运气之升降出入和，东南、西北与外周衔接，寓意司天地之阴阳升降二气源于上古圣人运用璇玑玉衡、圭表运算出七衡六间图，推出五运六气之古中医，又象征太极二仪阴阳图。

3.五星为五行之天根，可览阅《素问·气交变大论》。其实，古中医的核心精髓就是阴阳五行、五运六气，而四象二十八宿及斗九星只是一个坐标系而已，二十八宿是横坐标（黄道与赤道），斗九星是纵坐标，而核心的东西是日月五星运行的综合力场对地球的场效应，我们目前掌握的运气知识仅是理论之常，而其变却知之甚少，例如2009年立春后北方的飞雪连天，如果按照世说之运气，即王冰之运气学说，初之气主客气皆是厥阴风木，但为什么却是太阳寒水，这就是因为运气之变，是去岁2008年戊子少阴君火司天不退位，己丑年太阴司天不能归位，所以己丑年的初之气是主气厥阴风木，客气仍是太阳寒水。而这个退位与否是计算出来的，不是王冰运气能解决的。在古运气中，一年甚至有三个司天，这在王冰运气中是不可理解的。